Keyla Jiménez
Henry Suárez
Iskra Suárez

Prevalência do grau de hiponatrémia em doentes com cirrose hepática

Keyla Jiménez
Henry Suárez
Iskra Suárez

Prevalência do grau de hiponatrémia em doentes com cirrose hepática

Grau de hiponatrémia em doentes com cirrose hepática internados no serviço de gastroenterologia de um hospital público.

Imprint

Any brand names and product names mentioned in this book are subject to trademark, brand or patent protection and are trademarks or registered trademarks of their respective holders. The use of brand names, product names, common names, trade names, product descriptions etc. even without a particular marking in this work is in no way to be construed to mean that such names may be regarded as unrestricted in respect of trademark and brand protection legislation and could thus be used by anyone.

Cover image: www.ingimage.com

This book is a translation from the original published under ISBN 978-613-9-46666-5.

Publisher:
Sciencia Scripts
is a trademark of
Dodo Books Indian Ocean Ltd. and OmniScriptum S.R.L publishing group

120 High Road, East Finchley, London, N2 9ED, United Kingdom
Str. Armeneasca 28/1, office 1, Chisinau MD-2012, Republic of Moldova, Europe
Printed at: see last page
ISBN: 978-620-8-32886-3

ÍNDICE GERAL

RESUMO

Introdução: *A hiponatremia é um distúrbio hidroelectrolítico definido como uma concentração sérica de sódio inferior a 135 mEq/L ou 135 mmol/L, sendo o desequilíbrio eletrolítico mais frequente na prática clínica; em doentes com cirrose, considera-se hiponatremia quando o sódio sérico é inferior a 130 mEq/L.* ***Objetivo:*** *Estimar a prevalência de graus de hiponatremia em pacientes com cirrose hepática internados no departamento de gastroenterologia do Hospital General del Norte de Guayaquil IESS Los Ceibos entre janeiro de 2021 e junho de 2022.* ***Metodologia:*** *O estudo foi observacional, retrospetivo, transversal, descritivo; foi analisada uma amostra de 111 pacientes cujas informações foram obtidas em prontuários médicos.* ***Resultados:*** *Identificou-se a predominância do sexo feminino (50,5%), bem como a idade entre 51 e 70 anos (64,9%); 63,1% faziam uso de diuréticos e 72,1% tiveram um tempo de internação de 1 a 15 dias. Identificou-se ainda que a hiponatremia ligeira teve uma prevalência de 23,7%, a moderada de 10,1% e a grave de 1,3%. Relativamente às comorbilidades, a neoplasia foi a única comorbilidade relacionada com os níveis de hiponatrémia (sig. 0,049 < 0,05), sendo maioritariamente de nível moderado. A maioria dos doentes apresentava cirrose descompensada (80,2%), sendo que 51,4% se encontravam no grau ligeiro de hiponatrémia. Por outro lado, a HDA foi a única complicação relacionada com o grau de hiponatrémia (sig. 0,032 < 0,05), sendo 23,4% com hiponatrémia ligeira.* ***Conclusões:*** *Concluímos que a prevalência de hiponatrémia em doentes com cirrose global foi de 35,1%.*

Palavras-chave: *Prevalência, hiponatrémia, grau de hiponatrémia, cirrose hepática, estádio clínico da cirrose.*

INTRODUÇÃO

A cirrose é uma doença com um grande impacto na saúde pública que deve ser considerada de grande preocupação. Nos últimos anos, a tendência tem revelado um ligeiro aumento a nível mundial (1).De acordo com a exploração dos resultados do estudo Global Burden of Disease 2019, estima-se que esta patologia tenha causado 1.472.011,82 mortes em todo o mundo, o que representa 2,60% das mortes durante esse ano (2).Nos EUA, 5.Nos EUA, 5 milhões de pessoas (representando 2% da população americana) foram diagnosticadas com cirrose, a sétima principal causa de morte no país (3).No Equador, de acordo com dados do Instituto Nacional de Estatística e Censo 2021, a cirrose hepática ocupa o 85º lugar na lista de morbidades. No que diz respeito à mortalidade, esta patologia diminuiu em comparação com outros anos. Ocupa o 10º lugar entre as 10 principais causas de morte com 2.481 pessoas, representando 2,4%. A cirrose hepática é a fase final da lesão hepática crónica e caracteriza-se por fibrose que leva à distorção da arquitetura normal do fígado com destruição do tecido funcional, sendo substituído por tecido nodular sem recuperação completa da função hepática, podendo levar a várias complicações como hipertensão portal (varizes esofágicas, ascite), com possibilidade de progressão para hepatocarcinoma, insuficiência hepática ou morte (5).A fisiopatologia da cirrose hepática, independentemente da etiologia, é produzida por uma reação de reparação em resposta ao dano e à inflamação mediada por agentes inflamatórios (interleucinas, citocinas, etc.) que produzem alterações anatomopatológicas no hepatócito, bem como alterações na microvasculatura hepática. (Estas alterações da estrutura hepática conduzem a perturbações da função hepática normal, como a hipertensão portal, alterações do perfil hepático (hiperbilirrubinemia, trombocitopenia e redução da produção de factores de coagulação), hipoalbuminemia e perturbações electrolíticas, como a hiponatrémia (6). A hiponatrémia é uma perturbação hidroelectrolítica definida como uma concentração sérica de sódio inferior a 135 mEq/L ou 135 mmol/L, e é o desequilíbrio eletrolítico mais comum na prática clínica, ocorrendo em 15% a 30% dos doentes hospitalizados (7). Em doentes com cirrose, considera-se hiponatrémia quando o sódio sérico é inferior a 130 mEq/L. A hiponatrémia em doentes cirróticos pode ser hipervolémica ou dilucional, hipovolémica ou normovolémica (a hipervolémica é a mais comum) e a sua fisiopatologia é complexa, pois envolve vasodilatação esplâncnica, A sua fisiopatologia é complexa, pois envolve a vasodilatação esplâncnica, resultando na ativação da ADH (hormona antidiurética) pelo sistema renina-angiotensina-aldosterona

(SRAA), o que permite uma reabsorção exagerada de volumes de água, com consequente excesso relativo de água corporal total e o desenvolvimento de hiponatrémia dilucional (8).O quadro clínico da hiponatrémia é frequentemente inespecífico e pode incluir náuseas e/ou vómitos, anorexia, perturbações sensoriais (confusão até ao coma), perturbações da marcha, cefaleias graves e mesmo a morte. Vários estudos demonstraram que os doentes cirróticos com hiponatrémia têm um impacto na qualidade de vida, hospitalizações frequentes, aumento da morbilidade e da mortalidade e incidência de complicações relacionadas com a cirrose, como ascite refractária, hemorragia gastrointestinal alta, peritonite bacteriana espontânea e encefalopatia hepática, especialmente tendo em conta a relação entre o grau de hiponatrémia (8) (9).

CAPÍTULO I
DECLARAÇÃO DO PROBLEMA

1.1. DECLARAÇÃO DO PROBLEMA

Este estudo consiste em estimar a prevalência do grau de hiponatremia em pacientes com cirrose hepática no serviço de Gastroenterologia do Hospital General del Norte de Guayaquil IESS Los Ceibos no período de janeiro de 2021 a junho de 2022.

No nosso meio, não há registo de investigação actualizada sobre a prevalência do grau de hiponatrémia em doentes com cirrose hepática. É essencial ter em conta o grau de hiponatrémia para definir a gravidade e as possíveis complicações que podem ocorrer em doentes com cirrose hepática. O nosso estudo permitiria dotar o pessoal de saúde de conhecimentos sobre os diferentes aspectos da hiponatrémia na cirrose hepática: exames clínicos e complementares, fisiopatologia e complicações associadas no nosso meio (por exemplo, ascite, encefalopatia hepática, entre outras), evitando um aumento da morbilidade e mortalidade nesta população e reduzindo as despesas de saúde pública.

1.2. OBJECTIVO GERAL

Estimar a prevalência de hiponatremia em pacientes com cirrose hepática internados no Departamento de Gastroenterologia do Hospital General del Norte de Guayaquil IESS Los Ceibos entre janeiro de 2021 e junho de 2022.

1.3. OBJECTIVOS ESPECÍFICOS

1. Relacionar o grau de hiponatrémia com as comorbilidades associadas à cirrose hepática.

2. Correlacionar a gravidade da cirrose segundo a escala de Child-Pugh e o grau de hiponatrémia nos doentes a estudar.

3. Identificar o estádio clínico da cirrose (compensada ou não compensada) em que os diferentes graus de hiponatrémia ocorrem com maior frequência na população estudada.

4. Determinar a relação entre o grau de hiponatrémia e as complicações mais frequentes nos doentes com cirrose hepática (ascite, encefalopatia hepática, hemorragia gastrointestinal alta).

1.4. VARIÁVEIS DE INVESTIGAÇÃO

Quadro 1. Operacionalização das variáveis

Nome Variáveis	Definição do variável	Tipo	Valor final
Hiponatrémia	Nível de sódio sérico < 135 mEq/L	Nominal categórica dicotómico	Sim/Não
	Ligeiro: <130 - 135 mEq/L.	Categórica ordinal politómica	Suave, Moderado, grave
Grau de hiponatremia	Moderado: 125 - 129 mEq/L.		
	Grave: <125 mEq/L		
Idade	Número de anos	Numérico discreto	Número de anos
Sexo	Fenótipo do doente	Nominal categórica dicotómico	Feminino / Masculino
Drogas	Utilização de diuréticos	Nominal categórica dicotómico	Sim/Não
			Hipertensão Hipertensão arterial
			Diabetes Mellitus
Comorbilidade associada	Doenças concomitantes doença a ser estudada	Nominal categórica politómica	Doença renal crónica
			Cancro
			Infecciosa (Tuberculose irmã)
Ascite	Presença de líquido na cavidade peritoneal	Nominal categórica dicotómico	Sim/Não

Estádio clínico da cirrose	Estadio da doença	Categórica nominal dicotómica	Compensada / Decompensada
Duração do internamento hospitalar	Número de dias hospitalizado	Numérico discreto	Número de dias
Escala de Child-Pugh	Classificação da gravidade da cirrose hepática	Categórica ordinal politómica	A, B ou C
Encefalopatia hepática	Presença de encefalopatia hepática	Nominal categórica dicotómico	Sim/Não
Varizes do esófago	Presença de varizes esofágicas sem sangramento	Categórica dicotómica	Sim/Não
Hemorragia gastrointestinal superior de origem varicosa	Hemorragia ativa de varizes do esófago	Categórica dicotómica	Sim/Não
Icterícia	Presença de descoloração amarelada da pele e de membranas mucosas	Categórica dicotómica	Sim/Não

1.5. JUSTIFICAÇÃO DO PROBLEMA

A cirrose hepática é considerada um problema de saúde pública que afecta a população em geral, devido ao aumento da morbilidade e da mortalidade, bem como ao aumento dos custos económicos e ao impacto na qualidade de vida do doente, a par das deficiências na investigação e na recolha de dados estatísticos para o desenvolvimento de medidas de prevenção e tratamento desta patologia.

Por outro lado, os distúrbios hídricos e electrolíticos, como a hiponatrémia, demonstraram ser um preditor de morbilidade e mortalidade em doentes cirróticos, tendo sido observado que este distúrbio ocorre mais frequentemente em doentes com cirrose hepática descompensada, mas noutros casos pode ocorrer de forma assintomática em doentes cirróticos estáveis, pelo que a deteção precoce implicaria uma terapia adequada para a prevenção de complicações a longo prazo.

No Hospital General Norte de Guayaquil IESS Los Ceibos não se realizaram estudos sobre o grau de hiponatremia em pacientes com cirrose hepática, pelo que se considera necessário desenvolver um para conhecer o quadro epidemiológico deste distúrbio hídrico e eletrolítico.

Para a realização deste estudo, contamos com a disponibilidade de tempo, recursos financeiros, materiais e de pacientes. Utilizar-se-ão dados secundários mediante a técnica de documentação, na qual se realizará uma revisão das histórias clínicas da área de internamento de Gastroenterologia do Hospital General Norte de Guayaquil IESS Los Ceibos com a devida autorização e que cumpram os critérios de inclusão requeridos, juntamente com a recolha e análise das variáveis a serem estudadas para estimar a prevalência do grau de hiponatremia em pacientes com cirrose hepática internados na área de Gastroenterologia do Hospital General del Norte de Guayaquil IESS Los Ceibos no período de janeiro de 2021 a junho de 2022.

CAPÍTULO II
QUADRO TEÓRICO

2.1. CIRROSE HEPÁTICA

2.1.1. DEFINIÇÃO

A cirrose hepática, com a sua variedade e independentemente da sua etiologia, estabelece-se como uma condição patológica crónica, progressiva e irreversível, presente na fase final da fibrose hepática, com a particularidade de formar nódulos de regeneração, destruindo a normal anatomia hepática e prejudicando a sua fisiologia, levando a complicações graves que afectam a qualidade de vida do doente cirrótico (5).

2.1.2. ETIOLOGIA E FACTORES DE RISCO PARA A CIRROSE HEPÁTICA

A cirrose hepática tem uma grande variedade de etiologias, que por sua vez podem ser consideradas como factores de risco implícitos. Entre as principais e mais frequentes encontram-se a cirrose de origem alcoólica, a cirrose de origem viral (Hepatite B e Hepatite C) e a doença hepática gorda não alcoólica. Além disso, as causas menos frequentes incluem a cirrose devida a hepatite autoimune, a cirrose induzida por fármacos, as doenças vasculares, as doenças de armazenamento como a hemocromatose, a doença de Wilson e a deficiência de alfa-1 antitripsina. Cada etiologia será brevemente descrita de seguida (6):

a. Cirrose alcoólica: O consumo excessivo de etanol promove a produção de radicais livres que contribuem para a falência funcional das células hepáticas e a libertação de citocinas, levando à destruição dos hepatócitos (10).

b. Cirrose de etiologia viral: É causada pela infeção com os vírus da hepatite B e C. De acordo com a OPAS, 57% dos pacientes diagnosticados com cirrose hepática são de origem viral, especificamente HBV e HCV (11). A descriptive study conducted in Cuba by Corrales et al. in 2021 mentions that more than 350 million people around the world are considered chronic carriers of the B virus surface antigen, DNA virus, and of this group, more than half are considered chronic carriers of hepatitis B virus surface antigen, DNA virus, and of this group, more than half are considered chronic carriers of hepatitis B virus surface antigen, DNA virus.only 15-30% may develop liver failure, cirrhosis and even hepatocellular carcinoma. No que diz respeito aos doentes infectados com o

VHC, um vírus ARN, o número de casos diagnosticados com cirrose devido a este vírus é muito alarmante (12).

c. Cirrose devida a NASH (esteato-hepatite não alcoólica): A esteato-hepatite não alcoólica é a presença de lesão a nível hepatocelular, não precedida de consumo excessivo de álcool, mas como um processo multifatorial que envolve factores higiénico-dietéticos. Embora a fisiopatologia exacta não seja conhecida, a teoria atualmente prevalecente é o fenómeno da "lipotoxicidade" que conduz a um processo acelerado de cicatrização, ao desenvolvimento de um grau de fibrose e à progressão para cirrose (13).

d. Cirrose por hepatite autoimune: É a hepatite que ocorre em doentes com maior predisposição genética, em que o sistema imunitário é responsável pela destruição dos hepatócitos, provocando lesões crónicas, definitivas e graves. A população feminina tem maior tendência para sofrer desta doença, tendo em conta a existência de um gene imunomodulador no cromossoma X ou a possibilidade do efeito dos estrogénios e de algumas hormonas sexuais que podem influenciar o reconhecimento de antigénios (14).

e. Cirrose induzida por medicamentos: A toxicidade hepática induzida por fármacos pode ser assintomática e pode ser um achado acidental em análises laboratoriais, enquanto a toxicidade hepática sintomática pode mostrar evidência de insuficiência hepática. Os fármacos que podem causar cirrose hepática são muito variados, mas são reconhecidos os seguintes: analgésicos (AINEs), certos antibióticos (fluoroquinolonas, macrólidos, etc.), fármacos antituberculose como a isoniazida, antiarrítmicos como a amiodarona, imunomoduladores (azatioprina), entre outros (15). Recorde-se que a cirrose hepática induzida por fármacos assenta em quatro conceitos importantes: o uso crónico ou abuso do fármaco, o padrão de lesão hepática (lesão hepatocelular, colestática ou mista), os factores de risco (idade, raça, sexo, gravidez, consumo de álcool, comorbilidades e genética) e os factores associados ao fármaco (metabolismo e lipofilicidade) (16).

2.1.3. FISIOPATOLOGIA DA CIRROSE HEPÁTICA

A cirrose hepática caracteriza-se por uma história de lesão parenquimatosa crónica, ativação persistente de vários mediadores inflamatórios e um processo de cicatrização descontrolado. A fibrogénese hepática é um processo nitidamente dinâmico, que envolve processos biomoleculares que resultam numa acumulação exagerada de componentes da matriz extracelular (colagénio tipo I, II e IV, proteoglicanos de fibronectina e laminina) no parênquima hepático produzidos por miofibroblastos activados, células diferenciadas das "células estreladas hepáticas" (células quiescentes perisinusoidais), responsáveis pela modulação da resposta imunomoduladora e da angiogénese (17).

Deve ser detalhada a importância das células estreladas na fisiopatologia da cirrose hepática, que têm origem na transdiferenciação destas células estreladas em miofibroblastos activados produtores de ECM, e que são activados pela apoptose dos hepatócitos a partir de um sinal bioquímico (DAMPs ou Damage-associated patterns), o mais estudado pelo seu papel na patogénese da cirrose hepática é o HMGB1, juntamente com o recrutamento de células imunitárias como as células de Kupffer, os linfócitos T e os monócitos, que segregam células imunitárias como as células de Kupffer, os linfócitos T e os monócitos. e monócitos, que segregam citocinas pró-inflamatórias (18).

Fisiologicamente, este processo de fibrogénese é controlado por mecanismos anti-fibróticos que impedem a formação de nódulos regenerativos; mas no desenvolvimento da cirrose persiste a ativação e produção de MEC das células estreladas, juntamente com o aparecimento de radicais livres, citocinas e quimiocinas, favorecendo um microambiente pró-fibrogénico e pró-angiogénico (17) (18).O termo cirrose está associado a uma alteração da microanatomia hepática, na qual ocorrem nódulos parenquimatosos regenerativos rodeados por septos fibrosos e alterações da arquitetura vascular, resultando em gradientes de pressão alterados do sistema vascular portal esplâncnico, com o desenvolvimento de hipertensão portal e suas consequências (hemorragia gastrointestinal varicosa, encefalopatia hepática, ascite, síndrome hepatorrenal, etc.) e um risco aumentado de carcinoma hepatocelular (17).

A hipertensão portal na cirrose hepática decorre da obstrução dos vasos hepáticos devido a alterações estruturais hepáticas e do tónus vascular portal alterado, da obliteração vascular e do aumento da resistência vascular intra-hepática devido à fibrogénese. Para além dos seguintes mecanismos fisiopatológicos (19):

• Uma redução da biodisponibilidade do óxido nítrico.

• Potentes vasoconstritores (ET-1, prostaglandina H2, tromboxano A2 e leucotrienos).

• Hiperfluxo esplâncnico devido a vasodilatadores (Angiotensina 1-7, canabinóides endógenos e monóxido de carbono).

- Hipocontractilidade vascular intrínseca y formação de colaterais portossistémicos por factores pró-angiogénicos (VEGF e PDGF).

Conceitos fisiopatológicos da cirrose hepática.

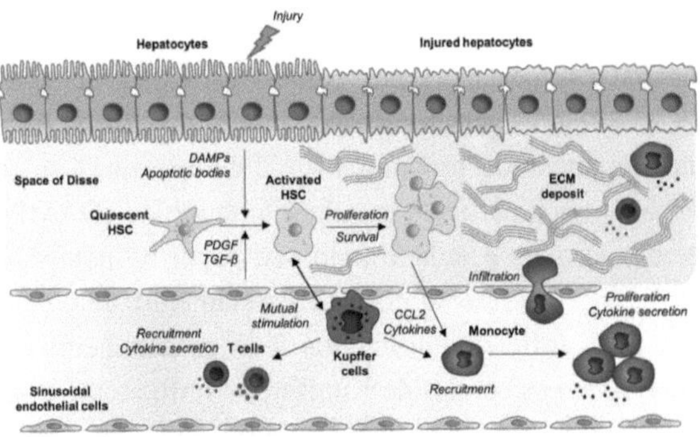

Nota: A lesão crónica dos hepatócitos resulta na libertação de padrões associados aos danos (DAMPs) e de células apoptóticas que activam as células estreladas hepáticas (HSCs) e no recrutamento de células imunitárias. As complexas interações multidireccionais entre as HSCs e as células imunitárias promovem a transdiferenciação dos fibroblastos produtores de matriz extracelular (ECM). PDGF: fator de ativação do crescimento plaquetário; TGF-B: fator de crescimento beta; CCL2: quimiocina ligando a quimiocina 2: Roehlen N, Crouchet E, Baumert TF. Liver Fibrosis: Mechanistic Concepts and Therapeutic Perspectives. Cells [Internet]. abril 2020 [citado 2022 Out 26];9(4):875. Disponível em: https://www.mdpi.com/2073-4409/9/4/875

2.1.4. MANIFESTAÇÕES CLÍNICAS E ESTÁDIOS CLÍNICOS DA CIRROSE HEPÁTICA

A cirrose hepática pode apresentar-se de forma assintomática ou sintomática, dependendo da presença de cirrose compensada ou descompensada. A cirrose compensada apresenta-se geralmente de forma assintomática, sendo um achado incidental nas análises laboratoriais (aminotransferases ou GGT elevadas), no exame físico (hepatomegalia ou esplenomegalia) ou nos exames imagiológicos (ecografia com sinais de cirrose hepática); enquanto que na cirrose descompensada o doente apresenta uma infinidade de sinais e sintomas (20).As manifestações clínicas da cirrose hepática podem ser divididas de acordo com o sistema afetado, que são apresentadas a seguir (21):

1) Sistema gastrointestinal: A hipertensão portal através de colaterais portossistémicas leva a ascite, hepatoesplenomegalia, veias umbilicais abdominais proeminentes (caput medusae ou cabeça de medusa) e hemorragia gastrointestinal superior por varizes esofágicas. Na cirrose de origem alcoólica, existe um risco acrescido de pancreatite aguda, crescimento bacteriano excessivo e colelitíase/colecistíte.

2) Sistema linfo-hematopoiético: Pode ocorrer anemia em doentes cirróticos devido à depleção de folatos, hemólise (na cirrose alcoólica), pancitopenia por hiperesplenismo e alteração dos factores de coagulação (TP e TTP), com possíveis complicações como TEP, TVP, EAM, AVC e coagulação intravascular disseminada (CIVD).

3) Sistema renal: A hipertensão portal produz um estado de hipoperfusão renal, resultando numa síndrome hepatorrenal induzida pela ativação persistente do sistema renina-angiotensina-aldosterona (SRAA) para retenção de sódio e água, e vasoconstrição renal numa tentativa de superar a vasodilatação sistémica.

4) Sistema pulmonar: As manifestações pulmonares da cirrose são a dessaturação de oxigénio, o desajuste ventilação/perfusão (desajuste V/Q), a redução da capacidade de difusão pulmonar e a hiperventilação. Menos comuns: síndrome hepatopulmonar, hipertensão portopulmonar, hidrotórax hepático,

5) Sistema tegumentar: Manifestações cutâneas como itericia, prurido, líquen simples crónico, angiomas em aranha, telangiectasias e eritema palmar. Além disso, foram documentadas alterações nos dedos, como hipocratismo, osteoartropatia, contratura de Dupuytren, unhas de Terry e linhas de Muehrcke.

6) Sistema endócrino: Os doentes cirróticos desenvolvem frequentemente ginecomastia, hipogonadismo e, nas mulheres, podem ocorrer amenorreia, infertilidade e hemorragias menstruais irregulares. Outras manifestações clínicas identificadas no exame físico são o mau cheiro hepático (hálito bolorento e fecal produzido pela acumulação de cetonas e mercaptanos) e a asterixis (tremor de vibração na extensão e dorsiflexão) (21).

2.1.4.1. HEMORRAGIA GASTROINTESTINAL SUPERIOR DE ORIGEM VARICOSA

A hemorragia gastrointestinal é definida como a hemorragia acima do ligamento de Treitz. A hipertensão portal destaca-se como a principal causa para o desenvolvimento de complicações futuras da cirrose hepática, tais como: formação de varizes esofágicas, ascite, alteração dos factores de coagulação, síndrome hepatorrenal, doença cardíaca e algumas complicações pulmonares.

Numa fase clínica compensada, as varizes esofágicas não apresentam sintomas e tendem a ser benignas, mas dependendo das alterações da pressão venosa portal, pode ocorrer hemorragia ou ressangramento varicoso. Na cirrose descompensada, caracterizam-se por varizes hemorrágicas do esófago que complicam o quadro, sendo a videoendoscopia endoscópica superior (VEDA) de grande utilidade diagnóstica e terapêutica.Recomenda-se a intervenção endoscópica nas 24 horas seguintes à admissão hospitalar e a classificação em varizes esofágicas de baixo risco e de alto risco, mas recomendam-se outros meios de diagnóstico não invasivos como a ecoendoscopia, a elastografia, a cápsula endoscópica e outros estudos imagiológicos (tomografia e ressonância magnética) (22) (23).

Gráfico 2. Relação entre a pressão venosa portal e o risco de desenvolvimento de varizes esofágicas e hemorragia digestiva alta.

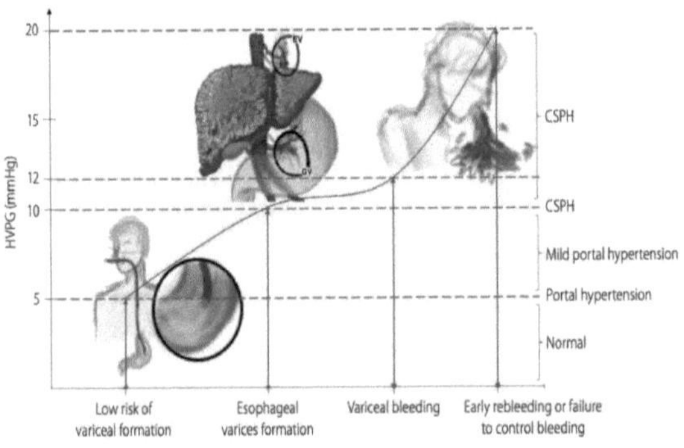

Existem duas escalas importantes para avaliar a hemorragia digestiva alta em cirróticos: o Glasgow-Blatchford Score (GBS) e o Rockall Score (RS), que nos ajudam a prever os resultados adversos num período específico e o momento ideal para a intervenção (24).Ambas as escalas podem ser utilizadas, uma vez que têm um valor preditivo positivo equivalente, mas não são de uso corrente devido às suas limitações e factores de complexidade: o GBS requer a comunicação de dados sobre doenças crónicas e comorbilidades do doente, enquanto o RS requer um diagnóstico endoscópico obrigatório para realizar o cálculo (25).

2.1.4.2. CIRROSE HEPÁTICA DESCOMPENSADA

A descompensação da cirrose hepática desenvolve-se a partir de vários cenários fisiopatológicos que ocorrem em conjunto para o desenvolvimento da cirrose hepática, tais como (26):

1. Hipertensão portal (gradiente de pressão venosa hepática >10 mmhg) e formação de colaterais portossistémicos por ativação do VEGF (fator de crescimento endotelial vascular).
2. circulação hiperdinâmica (ascite, hiponatrémia, HD e outras complicações da cirrose hepática)
3. Translocação de endotoxinas bacterianas e níveis elevados de mediadores pró-inflamatórios (angiotensina II, noradrenalina, TNF-alfa, recetor de IL-3, IL-6 e IL-33).
4. Colapso mitocondrial e danos oxidativos, apoptose e disfunção tecidular local, tempestade de citocinas mediada por inflamassomas (por exemplo, NLRP3) e ADN mitocondrial sem histonas (ADNmt) para propagação dos danos celulares a órgãos distantes.

ASCITE NA CIRROSE HEPÁTICA

A ascite na cirrose hepática é definida como a acumulação de líquido na cavidade peritoneal, avaliável ao exame físico como distensão abdominal significativa ou por ecografia, que pode ser classificada de acordo com a sua gravidade: grau 1, grau 2 e grau 3 (ascite tensional). A ocorrência de ascite tem-se revelado um fator de mau prognóstico em doentes com cirrose hepática, e segue-se habitualmente a hemorragia digestiva alta de origem varicosa. A ascite é de origem multifatorial, tendo sido propostas várias hipóteses para o seu desenvolvimento, uma das quais refere a vasodilatação arterial periférica e esplâncnica, associada à ativação de várias vias neuro-hormonais que conduzem a disfunção renal com retenção de água e sódio e diminuição da taxa de filtração glomerular (27). Classicamente, o processo de ascite divide-se em 5 fases que ocorrem em diferentes intervalos de tempo: uma **fase pré-ascitica** (circulação hiperdinâmica e aumento do débito cardíaco), uma **segunda fase** (natriurese reduzida mesmo com a ação da ADH), uma **terceira fase** (retenção de sódio pelo SRAA e SNS devido à vasodilatação arterial esplâncnica progressiva), uma **quarta fase** (redução da TFG e da perfusão renal) e uma **quinta** fase (aparecimento da Síndrome Hepatorrenal tipo 1 ou tipo 2) (27) (28) .

2.1.4.3. ICTERICIA

A iterícia é a manifestação clínica da hiperbilirrubinémia e é definida como o amarelecimento da pele, das mucosas e das conjuntivas, sendo o valor sérico limiar superior a 3 g/dl de bilirrubina sérica. A iterícia ocorre habitualmente nas fases mais avançadas da cirrose hepática, acompanhada de outros estigmas de doença hepática crónica ou de uma causa maligna subjacente associada à cirrose hepática, como o cancro da cabeça do pâncreas (29).O diagnóstico é clínico e baseia-se em exames laboratoriais como provas de função hepática, bilirrubina sérica, perfil hepatocelular (serologia viral, anticorpos, etc.), autoimune) e estudos colestáticos como ecografia abdominal, tomografia computorizada, ressonância magnética, colangiopancreatografia retrógrada (CPRE), colangiografia trans-hepática percutânea (CPT) e ecografia endoscópica (29).Existem várias etiologias que podem causar iterícia, classificadas em **hiperbilirrubinémia conjugada** (síndromes genéticos como: doença hepatocelular como a hepatite A-B-C, obstrução biliar extra-hepática como a coledocolitíase, Síndrome de Dubin-Jhonson e Síndrome de Rotor, e neoplasias), **hiperbilirrubinémia não conjugada** (anemias hemolíticas, Síndrome de Gilbert, síndrome de Crigler-Najjar tipo 1 e 2, hipertiroidismo e hiperestrogenismo), **hiperbilirrubinemia mista** e **pseudoictericía** (doença de Addison, utilização de bronzeadores, hipercarotinemia e certos medicamentos como a rifabutina) (30).

2.1.4.4. ENCEFALOPATIA HEPÁTICA

A encefalopatia hepática (EH) é uma síndrome neurológica complexa causada por insuficiência hepática e/ou curto-circuitos portossistémicos, que se manifesta por um amplo espetro de alterações neurológicas, músculo-esqueléticas e psiquiátricas, desde alterações subclínicas até ao coma. Em doentes assintomáticos, a DH pode ser detectada através de testes especializados destinados a detetar alterações subtis do estado mental do doente; estes incluem testes psicométricos de atenção, memória de trabalho e aprendizagem, velocidade psicomotora e capacidade visuo-espacial (Psychometric Hepatic Encephalopathy Score (PHES), teste de Síndrome de Encefalopatia Portossistémica (PES) em DH mínima ou subclínica, The Block Design Test, SCAN Test e Stroop App Test) (31).Estes testes demonstraram ter uma elevada sensibilidade e um baixo custo. Apresentam algumas limitações, como o tempo, a necessidade de pessoal treinado e a variabilidade dos resultados consoante a idade e a educação do doente (32).

2.1.4.4.1.FISIOPATOLOGIA

Atualmente, a fisiopatologia da DH ainda não está estabelecida. Pensa-se que os níveis neurotóxicos de amónio estão envolvidos no desenvolvimento, exercendo a sua ação neurotóxica através de edema celular, inflamação, stress oxidativo, disfunção mitocondrial, perturbação da bioenergética celular, alterações do pH e alteração do potencial de membrana. Não foi demonstrada uma correlação direta entre a gravidade da DH e o grau de hiperamonemia, mas foi esclarecido que o diagnóstico de DH é incompatível com níveis normais de amonemia (33).Outras alterações fisiopatológicas que têm sido estudadas no desenvolvimento da DH incluem(33) (34) (35) (36) (37):

- Stress oxidativo (neuroinflamação e disfunção da barreira hemato-encefálica).
- Ácidos biliares (proliferação de bactérias produtoras de urease).

- Alteração de minerais como o manganésio e o zinco, hiponatrémia de diluição).
- Alterações neuropatológicas (edema dos astrócitos e morte neuronal devido à senescência).
- Perturbação do eixo microbiota-fígado-cérebro (translocação bacteriana e neuroinflamação por endotoxinas) e desnutrição (hipercatabolismo muscular, carência de tiamina e de vitamina B12 e sarcopénia).
- Neurotransmissores inibitórios (ácido gama-aminobutírico ou GABA) e derivação portossistémica intra-hepática transjugular (TIPS) no tratamento da cirrose hepática.

Figura 3. Papel do eixo intestino-cérebro na encefalopatia hepática.

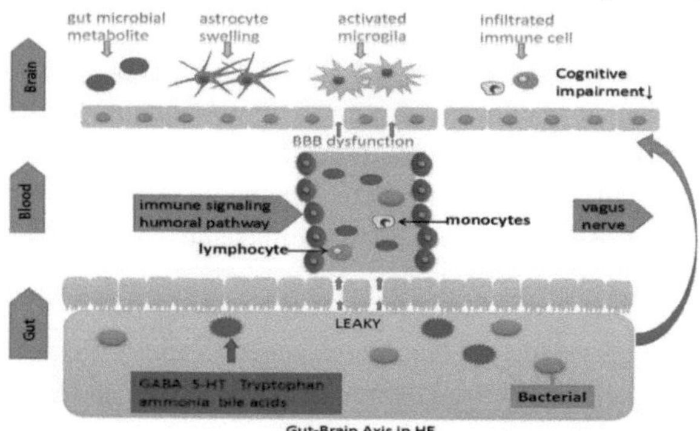

2.1.4.4.2.MANIFESTAÇÕES CLÍNICAS

Nas fases iniciais, os doentes referem geralmente sintomas ligeiros, como perturbações do ciclo sono-vigília (sonambulismo, sonolência); com progressão para alterações abruptas da personalidade, como apatia, irritabilidade, desinibição e, finalmente, perturbações neurocognitivas, como desorientação, disartria, confusão e, eventualmente, coma (32) (34) .

A encefalopatia hepática também afecta o sistema músculo-esquelético, sendo a asterixis o sinal mais caraterístico, mas não patognomónico, produzido pela hiperextensão dos punhos em extensão dos braços, resultando numa queda súbita e repetitiva (como as asas de um pássaro); também pode ser observada nos membros inferiores, braços, língua e pálpebras (34).Outras manifestações músculo-esqueléticas são a hiperreflexia, o clonus, a rigidez muscular e, especificamente em doentes cirróticos, pode ocorrer uma síndrome pseudoparkinsoniana irreversível, resultando em sintomas extrapiramidais como hipomimia (redução da expressividade facial), rigidez, bradicinésia, bradicinesia, bradipsiquia e tremores parkinsonianos (32).

2.1.4.4.3.CLASSIFICAÇÃO

A HD é classificada com base em 4 caraterísticas: a doença subjacente, a gravidade das manifestações, o curso temporal da sintomatologia (episódica, recorrente se ocorrer em intervalos de 6 meses ou menos ou persistente) e a existência ou não de factores precipitantes (infecções, hemorragia gastrointestinal, uso de diuréticos, anomalias hidroelectrolíticas e obstipação) (32).

O primeiro critério de categorização é a doença de base, que permite subdividir a DH em 3 tipos: encefalopatia hepática tipo A (na insuficiência hepática aguda), tipo B (presente nos shunts portossistémicos) e tipo C (o tipo mais frequente e mais comum de encefalopatia hepática).presente na cirrose hepática ou num shunt portossistémico com disfunção hepática. e está associada a outros sinais de doença hepática crónica (38).

Para classificar a gravidade, os doentes são classificados utilizando os Critérios de West Haven, que vão desde a DH mínima (Grau 0) até ao Grau IV, tendo em consideração as manifestações clínicas da DH e o estado mental do doente de acordo com a Escala de Coma de Glasgow (32):

Tabela 2. Graus de Encefalopatia Hepática

Grau de encefalopatia hepática	Manifestações clínicas
Grau 0 (mínimo ou subclínico)	Resultados anormais em testes psicométricos ou neurofisiológicos, mas sem sintomatologia.
Grau I	Alterações da personalidade, com confusão ligeira, disartria e alterações dos padrões de sono (insónias, sonambulismo, etc.).
Grau II	Letargia e/ou apatia, disartria, desinibição, desorientação, dispraxia e asterixis.
Grau III	Sonolência a estupor, confusão, comportamento bizarro e desorientação temporo-espacial. Possibilidade de decorticação ou descerebração.
Grau IV	Coma e opistótonos.

Uma das principais limitações da classificação de West Haven é a variabilidade interobservador e intra-observador na sua utilização, o que se explica pela interpretação da sintomatologia e pela capacidade de detetar alterações subtis no comportamento do doente, resultando em subjetividade e imprecisão na diferenciação entre DH precoce e tardia (31).

2.1.4.4.4. DIAGNÓSTICO

O diagnóstico baseia-se no julgamento clínico e na gravidade da doença através da escala de Child-Pugh ou MELD, a fim de excluir outras causas de doença neuropsiquiátrica e iniciar um tratamento precoce de acordo com os seguintes pontos (33) (38) (39):

• Traçar o perfil neuropsiquiátrico utilizando testes normalizados e especializados. Utilizar a escala de coma de Glasgow em doentes não cooperantes.

• História nutricional e avaliação do estado nutricional.
• Identificação dos episódios de DH, dos factores precipitantes e da necessidade de hospitalização.

- Exames laboratoriais como biometria sanguínea, função hepática e renal, electrólitos, TSH, PCR, glicemia, vitamina B12 e urinálise para excluir outras etiologias da encefalopatia.

- Exames imagiológicos, indicados se os sintomas do doente forem invulgares, se o início dos sintomas for abrupto ou grave, se houver manifestação de sinais neurológicos focais ou se a resposta ao tratamento for limitada ou nula. Os exames imagiológicos podem incluir: tomografia computorizada, tomografia computorizada por emissão de positrões, ressonância magnética (T1, T2-FLAIR, DWI, ADC, etc.), eletroencefalograma (EEG) e, em última análise, estudo anatomopatológico da biopsia cerebral.

- Avaliação da resposta ao tratamento dos factores precipitantes ou das estratégias hipoamonémicas.

Os níveis de amónio não são atualmente considerados como um teste de rastreio para o diagnóstico da DH, uma vez que não são fiáveis devido a certas limitações, tais como: hiperamonemia noutras situações clínicas (ITU bacteriana produtora de urease, hemorragia gastrointestinal, doença renal, derivação portossistémica, nutrição, etc.), intoxicação parentérica, salicilatos, drogas e álcool) ou colheita e armazenamento deficiente de amostras de sangue (39).

2.1.5. ESTUDOS COMPLEMENTARES PARA O DIAGNÓSTICO DA CIRROSE HEPÁTICA

O diagnóstico da cirrose hepática é clínico, mas continua a ser necessário recorrer a estudos complementares validados que tenham demonstrado validade para o diagnóstico definitivo da cirrose hepática, sendo a biopsia hepática atualmente considerada o gold standard, mas com algumas desvantagens: custo, técnica invasiva e má técnica de biopsia.

Antes de se recorrer à biópsia hepática, devem ser utilizadas escalas, fórmulas e exames imagiológicos que se tenham revelado úteis para o diagnóstico, económicos, não invasivos e que possam ser aplicados repetidamente. Os exames imagiológicos utilizados para avaliar o grau de fibrose e cirrose são a ecografia, a tomografia computorizada e a ressonância magnética, mas têm uma precisão diagnóstica baixa a moderada na identificação da cirrose, pelo que atualmente a elastografia hepática (FibroScan) se tornou o método não invasivo de eleição para quantificar a rigidez (elasticidade) do fígado (40) (41).

- **Ecografia:** Detecta o desenvolvimento de hipertensão portal, esplenomegalia e ascite através de Doppler a cores. Atualmente, o FibroScan permite a avaliação da elasticidade hepática reduzida ou do aumento da rigidez em quilopascal ou metros por segundo, estando disponíveis outras modalidades, como ARFI e 2D-SWE, para uma medição mais precisa.
- **Tomografia computorizada:** Permite visualizar as alterações morfológicas do fígado, os sinais de cirrose e de hipertensão portal, como a esplenomegalia, a circulação venosa colateral e o espessamento da veia porta; podem também ser utilizadas outras técnicas como a TC de perfusão e a Fibro-CT (VHC crónica).
- **A ressonância magnética (RM)** detecta igualmente alterações morfológicas macroestruturais (nódulos, fissuras, etc.), alterações parenquimatosas (septos e pontes fibrosas, nódulos de regeneração) e alterações da hipertensão portal (esplenomegalia, varizes portossistémicas, ascite e edema inter-asa). A administração de contraste intravenoso melhora a visibilidade das alterações cirróticas e permite diferenciar de outras lesões vasculares, como as derivações arteriais portais ou o CHC (carcinoma hepatocelular).

Os marcadores séricos não são específicos e podem estar elevados na inflamação de outros tecidos, e alguns marcadores são moléculas segregadas, como a bilirrubina, a alfa-fetoproteína (AFP), a alfa-2-macroglobulina, a haptoglobina e a apolipoproteína A1. Os biomarcadores séricos individuais não são adequados para o diagnóstico da cirrose hepática, pelo que foram desenvolvidos painéis de biomarcadores para utilização diagnóstica, como o índice FIB-4, NFS, FibroTest, índice de Forns, Hepascore e Fibrometer, que são frequentemente utilizados em doentes com NASH (40) (42).

2.1.5.2. Escala CHILD-PUGH, MELD e MELDNa

A **escala de Child-Pugh** é uma escala criada para classificar e avaliar o prognóstico de mortalidade em doentes cirróticos. Foi originalmente desenvolvida por Child e Turcotte em 1964 para selecionar os doentes que eram candidatos a cirurgia electiva para descompressão portal. Esta escala classifica os doentes com cirrose em três categorias de letras: **A** (função hepática preservada), **B** (compromisso significativo da função hepática) e **C** (função hepática em fase terminal). Inicialmente, este sistema foi desenvolvido com cinco critérios clínicos e laboratoriais: bilirrubina sérica, albumina sérica, ascite, encefalopatia e estado nutricional clínico. Anos mais tarde, esta escala foi modificada por Pugh, substituindo o estado nutricional clínico pelo tempo de protrombina ou INR, passando a designar-se escala de Child-Pugh ou escala de

Child-Pugh modificada. Recorde-se que existem algumas limitações a presença de critérios subjectivos (encefalopatia e ascite) e a omissão da função renal (43).De acordo com a soma dos pontos, obtém-se o grau de doença hepática crónica e a sobrevivência a um e dois anos:

Tabela 3. Escala de Child-Pugh

Parâmetros		Pontos atribuídos		
		1	2	3
Ascite		Ausente	Ligeiro	Moderado
Bilirrubina, mg/dl		≤ 2	2 de março	> 3
Albumina, g/dl		> 3,5	2,8 - 3,5	< 2,8
Tempo de protrombina (segundos) controlo) / INR		1 - 3 s / INR <1,8	4 - 6 s / INR 1,8 - 2,3	>6 / INR >2,3
Encefalopatia (West-Haven)		Não	Grau I - II	Grau III - IV
Grau	Pontos	Sobrevivência a um ano (%)	Sobrevivência aos 2 anos (%)	
R: Doença bem compensado	5 - 6	100	85	
B: Comprometimento funcional significativo	7 - 9	80	60	
C: Doença descompensada	10 - 15	45	35	

A escala MELD avalia parâmetros mais objectivos e normalizados, como os dados laboratoriais de rotina (INR, bilirrubina e creatinina), sendo uma escala mais precisa em comparação com a escala de Child-Pugh, com valores entre 6 (melhor prognóstico) e 40 (pior prognóstico) pontos. É utilizada sobretudo nos EUA para reduzir a mortalidade em doentes em lista de espera para um transplante de fígado. Após vários anos, decidiu-se modificar e melhorar o valor de predição MELD, implementando o valor de sódio sérico (**MELD-Na),** que proporciona uma maior precisão na predição da mortalidade em doentes em lista de espera para transplante (44). Ambas as escalas são consideradas métodos de priorização para transplante e como prognóstico de sobrevivência e mortalidade em pacientes cirróticos. Mas, como qualquer escala, também tem limitações em determinadas populações, como os doentes com sarcopenia e as mulheres com menor massa muscular, que reflectem níveis mais baixos de creatinina sérica, levando a valores imprecisos da sua função renal, e não considera a etiologia da cirrose hepática e não prevê o risco em doentes com LCA (44) (45) .

2.2. DEFINIÇÃO DE HIPONATRÉMIA E MANIFESTAÇÕES CLÍNICAS DE HIPONATRÉMIA

A hiponatremia é um distúrbio eletrolítico frequentemente observado em doentes hospitalizados, definido como uma concentração de sódio sérico inferior a 135 mEq/L (46) .

É considerada uma entidade subclínica, sendo de início insidioso, porque o SNC tem a capacidade de se adaptar à alteração hiponatrémica do ECL através de uma redução compensatória da osmolaridade intracelular. Normalmente este tipo de doentes é assintomático com níveis séricos de sódio superiores a 125 mEq/L, mas podem ocorrer alguns sintomas como cefaleias, anorexia/hiporexia, astenia, náuseas, vómitos e alterações do sistema músculo-esquelético (sarcopenia, dinapenia, espasmos ou fasciculações musculares).

A níveis inferiores a 120 mEq/L, há indícios de complicações muito graves, tais como: perturbações sensoriais (estupor, obtundação ou coma), convulsões tónico-clónicas, arritmias cardíacas, edema cerebral e encefalopatia hepática, e morte. Foi demonstrado que a hiponatrémia é um indicador independente de gravidade, de maior tempo de hospitalização ou de admissão na UCI, de aumento do risco de sepsia e de mortalidade, e que a gravidade dos sintomas clínicos devidos à hiponatrémia se correlaciona com a osmolalidade e o nível de sódio sérico no fluido extracelular (47) (48).

2.3. HIPONATRÉMIA NA CIRROSE HEPÁTICA

A hiponatrémia pode ser classificada de acordo com a água livre total, a gravidade dos sintomas, o sódio sérico e a duração. De acordo com o total de água livre, a hiponatrémia divide-se em hipovolémica, normovolémica e hipervolémica ou hiponatrémica dilucional. A hiponatrémia hipervolémica ocorre em 90% dos doentes com cirrose hepática e caracteriza-se pela perda de água para o terceiro espaço (ascite, anasarca e edema dos membros inferiores) devido à hipersecreção de vasopressina e à reabsorção renal de sódio e à incapacidade de excretar água livre, ao passo que a hiponatrémia hipovolémica é causada pelo uso excessivo de diuréticos ou por diarreia. A hiponatremia normovolémica é muito rara no contexto da cirrose hepática e não está amplamente descrita na literatura (48) (49).

A hiponatrémia pode ser classificada de acordo com a sua gravidade clínica em ligeira (poucos ou nenhuns sintomas), moderada (náuseas, confusão, cefaleias, etc.) e grave ou profunda (vómitos, colapso cardio-respiratório, convulsões e coma), podendo a mesma classificação ser utilizada mas no contexto dos valores de sódio sérico, sendo a hiponatrémia ligeira com um sódio sérico de 130-135 mmol/L, moderada com 125-129 mmol/L e grave com uma natraemia <120 mmol/L (47).

A cirrose hepática pode apresentar-se com hiponatremia hipervolémica (a apresentação mais comum) ou hipovolémica, pelo que a osmolalidade urinária e a excreção fraccionada de sódio (FENa) são consideradas para estabelecer um diagnóstico mais preciso (48):

- **Osmolalidade urinária:** <150 mOsm/kg na hiponatrémia hipovolémica devida ao uso de diuréticos e >150 mOsm/kg na hiponatrémia hipervolémica devida a uma diminuição da excreção de água livre devido à vasopressina.
- **FeNa:** Em doentes com função renal normal e hiponatrémia, o FeNa é de 0,1%, enquanto na hiponatrémia hipovolémica é <0,1% e >0,1% na hiponatrémia hipervolémica.

A hiponatrémia é habitualmente uma complicação tardia da cirrose hepática, podendo mesmo ser detectada na cirrose Child A, mas a sintomatologia neurológica da hiponatrémia não pode ser relacionada apenas com esta perturbação hidro-electrolítica, pois os sintomas neurológicos (alteração do sensório, fadiga, náuseas e tonturas, instabilidade da marcha e cãibras musculares) podem mimetizar a encefalopatia hepática ou precipitar um episódio de encefalopatia hepática (48). A hiponatrémia pode ser definida em dois quadros clínicos distintos: hiponatrémia na cirrose compensada e hiponatrémia na cirrose descompensada, que por sua vez se subdivide em hiponatrémia com complicações neurológicas, hiponatrémia na ascite refractária e hiponatrémia na insuficiência renal aguda. Cada situação clínica de hiponatrémia na cirrose hepática é explicada sucintamente a seguir (48) (50) (51) (52) (53):

1. Hiponatrémia na cirrose compensada: A hiponatrémia não ocorre habitualmente na cirrose compensada e só deve ser suspeitada se houver uma utilização exagerada de laxantes (hiponatrémia hipovolémica) ou hiponatrémia normovolémica (hipotiroidismo e insuficiência suprarrenal).

2. Hiponatrémia na cirrose descompensada:

• **Hiponatrémia com complicações neurológicas:** A hiponatrémia na cirrose hepática influencia a ocorrência de edema cerebral, hiperamonemia e aumenta o risco de desenvolvimento de encefalopatia hepática devido à adaptação a um ambiente hiponatrémico, ao stress oxidativo e à ação de citocinas pró-inflamatórias.

• **Hiponatrémia na cirrose hepática e ascite refractária**: A ascite refractária é definida como ascite de grau 3, tratada com paracentese evacuadora repetida, tratamento diurético adequado e restrição rigorosa de sódio na dieta. Esta ascite refractária é causada por uma hiperactivação prolongada do SRAA, da ADH e do SNS, que conduz à retenção de sódio e de água, juntamente com uma diminuição da pressão oncótica devida à hipoalbuminemia, ao aumento da permeabilidade capilar intersticial e à redução/falha renal.

• **Hiponatrémia na insuficiência renal aguda e na cirrose hepática:** A insuficiência renal aguda em cirróticos é causada por hipoperfusão renal persistente secundária a vasodilatação esplâncnica, para além de outros factores relacionados, como peritonite bacteriana espontânea, infecções, hemorragia gastrointestinal e utilização de fármacos nefrotóxicos e, se a lesão renal persistir, pode desencadear uma síndrome hepatorrenal.

2.3.1. FISIOPATOLOGIA DA HIPONATRÉMIA NA CIRROSE HEPÁTICA

A fisiopatologia da hiponatrémia na cirrose hepática é complexa e envolve um grande número de mecanismos fisiopatológicos, mas pode ser resumida em dois mecanismos principais (48) (54):

1. **Vasodilatação esplâncnica:** A hipertensão portal desenvolve-se devido ao aumento da resistência hepática intravascular e ao hiperfluxo portal, resultando numa vasodilatação esplâncnica devido à ação de vasodilatadores endógenos (como o óxido nítrico) e à hiporreatividade extra-hepática aos vasoconstritores (por exemplo tromboxano A2, angiotensina II, ADH, etc.); produzindo uma redução do volume sanguíneo arterial efetivo e da perfusão renal, activando o sistema renina-angiotensina-aldosterona. tromboxano A2, angiotensina II, ADH, etc.); produzindo uma redução do volume sanguíneo arterial efetivo e da perfusão renal, activando o sistema renina-angiotensina-aldosterona (RAAS) e o sistema nervoso simpático (SNS); o resultado final é a retenção de sódio e água,

ascite, edema dos membros inferiores e hiponatrémia dilucional.

2. Estimulação osmótica e não osmótica da secreção de vasopressina (ADH): Enquanto num doente sem patologia os estímulos osmóticos têm prioridade, no doente cirrótico estão presentes sobretudo factores não osmóticos, como a hipovolémia ou o baixo volume sanguíneo arterial efetivo, devido à vasodilatação esplâncnica mediada pelo óxido nítrico, e factores osmóticos (hiponatrémia), que levam à ativação dos barorreceptores, à ligação da ADH aos receptores da vasopressina (V2) e ao transporte de aquaporinas (AQP-2), que induzem uma reabsorção tubular excessiva de água livre das artérias. A hiponatremia dilucional desenvolve-se durante um período de tempo prolongado.

2.4. TRATAMENTO DA HIPONATRÉMIA NA CIRROSE HEPÁTICA

O tratamento da hiponatrémia em doentes cirróticos varia consoante a fase clínica da doença. Como é sabido, a hiponatrémia na cirrose hepática é um processo crónico e adaptativo, pelo que os doentes podem apresentar-se assintomáticos ou com sintomas semelhantes aos da encefalopatia hepática. Não se recomenda o tratamento de todos os doentes cirróticos com hiponatrémia devido ao risco de síndrome de desmielinização pontina devido à correção abrupta do sódio sérico, sendo sugerido iniciar o tratamento com um valor de sódio sérico inferior a 120 mmol/L e/ou hiponatrémia com sintomas neurológicos.

A conduta terapêutica a seguir nos doentes com hiponatrémia hipovolémica baseia-se na utilização equilibrada de cristalóides (cloreto de sódio 0.9% com correção do défice de bicarbonato) e de medidas anti-hipercalémicas (dieta normossódica, gluconato de cálcio ou cloreto de cálcio a 10%, glicose e insulina, salbutamol e diuréticos de ansa e tiazídicos), enquanto que nos doentes assintomáticos com hiponatrémia hipervolémica devem ser seguidas as seguintes orientações (47) (48) (49) (55) (56):

- **Descontinuação dos diuréticos e dos beta-bloqueadores:** O uso de diuréticos é um pilar importante na terapêutica da cirrose hepática, sendo geralmente utilizados um diurético antagonista da aldosterona (espironolactona) e um diurético de ansa (furosemida) em caso de ascite, mas tendo em conta que o seu uso crónico produz hiponatrémia. A retirada do diurético deve ser controlada, devido ao efeito adverso de agravamento da ascite e do edema dos membros.

Os beta-bloqueadores são utilizados em doentes com cirrose hepática como profilaxia primária ou secundária da hemorragia gastrointestinal alta por varizes, e devem ser descontinuados se a pressão arterial média (PAM) for <82 mmHg, devido à

possibilidade de agravamento da ascite, hiponatrémia e aumento da mortalidade.

• **Restrição de fluidos:** Aconselha-se a diminuição da ingestão de líquidos <750-500 ml em doentes com natraemia <120 mmol/L até se atingir um balanço hídrico negativo, mas se a tolerância do doente for fraca, uma restrição hídrica de 1 - 1,5 L, e a interrupção da correção de sódio assim que se atingir a natraemia alvo (135-145 mmol/L).

• **Terapia normotensiva:** A midodrina (anti-hipertensivo) e o octreótido (terapêutica de resgate na hemorragia gastrointestinal irascível) têm sido utilizados em doentes com hipotensão persistente após a descontinuação de beta-bloqueantes e diuréticos, tendo demonstrado melhorar a PAM e tratar a hiponatrémia, especialmente em doentes com síndrome hepatorrenal, melhorando consideravelmente a função renal.

• **Correção do défice de hiponatrémia e hipocaliémia:** A correção da hiponatrémia deve ser feita com extrema cautela, evitando uma correção muito acelerada que poderia levar a uma síndrome de desmielinização pontina. A hipocaliémia causada pelo uso excessivo de diuréticos e laxantes também deve ser corrigida. A correção deste eletrólito tem duas vantagens: previne o desenvolvimento de alcalose metabólica (que pode precipitar ou agravar a encefalopatia hepática por aumento da glutaminase renal) e contribui para a correção da hiponatrémia, por troca electrolítica com o sódio,

Os doentes com hiponatrémia hipervolémica grave e/ou sintomática requerem um controlo terapêutico mais rigoroso e uma vigilância apertada e, para além das medidas acima descritas, aconselham-se as seguintes (48) (57) (58) (59)

• **Infusão de albumina a 20%:** Embora o mecanismo de ação não esteja totalmente elucidado, pensa-se que a albumina intravenosa aumenta a perfusão renal devido às suas propriedades oncóticas (VSAE) e não oncóticas (ação reduzida do SRAA). A dose recomendada é de 1 g/kg/h (máximo de 100 g) e tem-se revelado eficaz em vários estudos, mas a principal desvantagem é o seu elevado custo económico e a dificuldade de aquisição em países em desenvolvimento e/ou com baixos rendimentos.

São necessários mais estudos para a considerar como tratamento da hiponatrémia na cirrose hepática, mas demonstrou eficácia noutras patologias, tais como: peritonite bacteriana espontânea (PBE), encefalopatia hepática, cardiomiopatia cirrótica, síndrome hepatorrenal e profilaxia do dano circulatório pós-paracentese em ascites de grande volume.

• **Infusão de cloreto de sódio hipertónico a 3%:** O uso de solução salina hipertónica deve ser reservado exclusivamente para pacientes com hiponatremia <110 mmol/L e com sintomas neurológicos como convulsões, desconforto cardiopulmonar e alteração do sensório. Recomenda-se a utilização de bólus de 100 ml durante 15-20 minutos, com uma infusão contínua de manutenção de 15-30 ml/hora, com um objetivo de aumento de 4-6 mmol/L de sódio sérico (máximo 9 mmol/L).

A desmopressina (análogo sintético da hormona antidiurética) pode ser adicionada como medida preventiva para uma síndrome de desmielinização pontina, em doses de 1-2 mcg c/6-8h durante 24-48 horas até se atingir o nível de sódio sérico pretendido. Outra consideração é o efeito deletério de produzir hipervolémia na infusão de solução hipertónica, pelo que podem ser adicionados diuréticos de ansa.

• **Utilização de antagonistas dos receptores da vasopressina (vaptans):** Os vaptans são fármacos que bloqueiam a ação da ADH nos receptores da vasopressina (V1 e V2) ao nível do túbulo coletor renal, promovendo a excreção de água livre e aumentando o sódio sérico. Os vaptanos mais utilizados são o conivaptan (apenas por via intravenosa) e o tolvaptan (por via oral), sendo o tolvaptan o mais acessível; no entanto, o uso crónico de conivaptan demonstrou produzir hipotensão e recorrência da hemorragia varicosa em doentes cirróticos.

Estudos prospectivos como o SALT (Study of Ascending Levels of Tolvaptan) e o SALTWATER (Safety and sodium Assessment of Long-term Tovalptan With Hyponatremia) demonstraram a eficácia dos vaptanos no tratamento da hiponatremia em doentes cirróticos, mas é de notar que os estudos tinham certas limitações, como o enfoque na Síndrome de Secreção Inadequada da Hormona Antidiurética (SIADH) e um pequeno grupo de doentes cirróticos nos estudos. Os efeitos adversos mais frequentemente notificados com a utilização de tolvaptan são xerostomia oral, poliúria, micção diurna excessiva, sede, fadiga e alteração das transaminases, o que representa um risco potencial em doentes que aguardam transplante hepático ou com síndrome hepatorrenal, mas a FDA ainda não aprovou a sua utilização como tratamento para a cirrose hepática, exceto em ensaios clínicos.

CAPÍTULO III

METODOLOGIA E ANÁLISE DOS RESULTADOS

3.1. CONCEPÇÃO DA INVESTIGAÇÃO

Para este estudo foi realizado um estudo observacional, retrospetivo, descritivo e transversal.

3.2. POPULAÇÃO ESTUDADA

3.2.1. UNIVERSO

Todos os pacientes diagnosticados com cirrose hepática no Hospital General del Norte de Guayaquil Ceibos durante o período de janeiro de 2021 a junho de 2022, com um total de 316 pacientes.

3.2.2. AMOSTRA

Do universo total de 316 doentes, foram aplicados os seguintes critérios de inclusão, resultando numa amostra de 111 doentes.

3.2.2.1. CRITÉRIOS DE INCLUSÃO

A. Doentes com um diagnóstico estabelecido de cirrose hepática (ICD-10: K74) e hiponatrémia de acordo com os dados laboratoriais.

B. Pacientes com historial médico completo e análises laboratoriais completas.
C. Pacientes admitidos na área de Gastroenterologia do Hospital General Norte de Guayaquil IESS Los Ceibos no período de tempo a ser estudado (janeiro de 2021 - junho de 2022).

3.2.2.2 CRITÉRIOS DE EXCLUSÃO

A. Doentes com resultados laboratoriais não comunicados ou incompletos.
B. Diagnóstico diferencial dos doentes com cirrose (insuficiência cardíaca).(insuficiência cardíaca).

C. Doentes com um pedido de alta médica voluntária.

3.3. RECOLHA E GESTÃO INFORMATIZADA DE DADOS

Os dados utilizados neste estudo foram recolhidos através da revisão dos registos médicos no sistema AS400 dos pacientes internados com diagnóstico de cirrose hepática no Hospital General del Norte de Guayaquil IESS Los Ceibos durante o período de janeiro de 2021 a junho de 2022 na unidade de internamento de Gastroenterologia (Gastroenterologia - HO), na qual foi criada uma base de dados no Microsoft Excel 2016, incluindo todas as variáveis a serem utilizadas no estudo. Para além disso, foram utilizadas calculadoras online para obtenção dos scores da escala de Child-Pugh no site: Rapid Critical Care Consult (https://www.rccc.eu/).

3.4. ANÁLISE ESTATÍSTICA

Todos os dados foram coletados no software SPSS v.25 e no Excel 2016 para tabulação e posterior análise, além da elaboração de tabelas e gráficos. Para a análise descritiva, as variáveis numéricas foram submetidas à média por desvio padrão, enquanto as frequências e percentuais foram calculados para as variáveis não numéricas. O qui-quadrado foi utilizado para as variáveis numéricas, e valores de $p < 0,05$ foram considerados estatisticamente significativos.

3.5. RESULTADOS

Para o desenvolvimento desta investigação, o Departamento de Estatística do Hospital General del Norte de Guayaquil IESS Los Ceibos forneceu-nos, através dos canais de comunicação indicados, uma base de dados de pacientes com cirrose e hiponatremia hospitalizados no período de **janeiro de 2021 a junho de 2022.** O estudo incluiu um universo de 316 pacientes, dos quais foram identificados 120 pacientes que cumpriam os critérios de inclusão para internamento na área de Gastroenterologia do Hospital IESS Los Ceibos e foram excluídos 9 pacientes, resultando num total de 111 pacientes **(Figura 4)** com cirrose e hiponatremia **(Figura 4).**Relativamente às caraterísticas dos pacientes de acordo com o sexo, idade, fármacos e tempo de internamento **(Tabela 4)**; reconhece-se que 50,5% são mulheres, enquanto os restantes 49,5% pertencem ao sexo masculino **(Gráfico 5).** Relativamente à idade, a faixa etária predominante é a dos 51 aos 70 anos com 64,9%, seguida de 30,6% para os 71 aos 91 anos; reconhece-se ainda que 63,1% utilizam fármacos (diuréticos) **(Gráfico 6).** Por outro lado, 72,1% tiveram um internamento hospitalar de 1 a 15 dias, enquanto 22,5% estiveram internados de 16 a 30 dias **(Figura 7).**Para estimar a prevalência de graus de hiponatremia em pacientes com cirrose hepática), a seguinte fórmula foi considerada para identificar a prevalência:Prevalência = Casos novos e pré-existentes em um período * 100 População total no períodoNo Hospital General del Norte de Guayaquil IESS Los Ceibos, um total de 111 casos de pacientes cirróticos com hiponatremia foram identificados durante o período de janeiro de 2021 a junho de 2022. Durante este mesmo período, o número de pacientes com cirrose hepática atendidos no hospital foi de 316 pacientes; considerando a fórmula previamente estabelecida, a prevalência geral de hiponatremia em pacientes com cirrose foi determinada em 35,1%.No que diz respeito aos graus de hiponatremia, há uma maior prevalência de hiponatremia leve com 23,7%, hiponatremia moderada com prevalência de 10,1% e hiponatremia grave com prevalência de 1,3% **(Tabela 5)**. Em resumo, a prevalência de hiponatremia varia; no entanto, os graus mais comuns são a hiponatremia ligeira e moderada em comparação com a hiponatremia grave **(Figura 8)**.

No que diz respeito à relação do grau de hiponatrémia com as comorbilidades associadas à cirrose hepática, as variáveis foram cruzadas através de um teste de Qui-quadrado e identificou-se que apenas a neoplasia se relacionou com os graus de hiponatrémia, obtendo-se um p-value de 0,049 (inferior a 0,05) **(Tabela 6)**. Neste contexto, a presença de cancro conduz a um grau moderado de hiponatrémia. Em contrapartida, as comorbilidades como a hipertensão arterial, a diabetes mellitus, a doença renal crónica e a tuberculose (TB) não se relacionaram significativamente com os graus de hiponatrémia com uma significância superior a 0,05 (Figura 9). **(Figura 9)**.

Foi efectuada uma correlação entre a gravidade da cirrose segundo a escala de Child-Pugh e o grau de hiponatrémia dos doentes estudados e, numa abordagem descritiva, determinou-se que 31,5% dos doentes cirróticos com um grau ligeiro de hiponatrémia apresentavam uma gravidade de cirrose de nível B (doença hepática moderada). Isto significa que o doente com uma cirrose de classe A tem uma função hepática comprometida e um melhor prognóstico, ao passo que 22,5% apresentaram um nível C, indicando uma cirrose grave com uma função hepática muito comprometida e um pior prognóstico **(Tabela 7)**. É de salientar que não foi identificada uma relação entre as duas variáveis, observando-se um valor de p superior a 0,05 (0,256) no teste do Qui-Quadrado **(Figura 10)**.Ao identificar o estádio de cirrose em que os diferentes graus de hiponatrémia ocorrem com maior frequência na população estudada, reconheceu-se que 51,4% dos doentes cirróticos com um grau ligeiro de hiponatrémia apresentavam cirrose descompensada, enquanto 16,2% apresentavam cirrose compensada **(Figura 11 e Tabela 8)**. De referir que a cirrose descompensada também predominou nos graus moderado e grave de hiponatrémia com 26,1% e 2,7% respetivamente, reconhecendo-se que nesta fase a funcionalidade do fígado é afetada por alterações crónicas da sua arquitetura e vascularização, precipitando a hipertensão portal e o aparecimento de hiponatrémia. No estudo, ao determinar a relação entre o grau de hiponatrémia e as complicações mais frequentes em doentes cirróticos, verificou-se que 27% dos doentes cirróticos com hiponatrémia ligeira tinham grau 0 nos critérios de West Haven, indicando a ausência de encefalopatia hepática. Em contrapartida, 16,2% dos doentes com hiponatrémia ligeira apresentavam encefalopatia de grau 2 segundo a classificação de West Haven **(tabela 9)**.

Por outro lado, a maioria dos doentes com hiponatrémia ligeira (40,5%) apresentava varizes esofágicas, embora os doentes com hiponatrémia moderada não apresentassem esta complicação, enquanto 38,7% com hiponatrémia ligeira apresentavam ascite **(Figura 12)**. Relativamente à hiponatrémia grave, apenas 3,6% referiram hemorragia gastrointestinal alta não varicosa (HGNA). Estatisticamente, apenas a HDA esteve relacionada com o grau de hiponatrémia, com um valor de p inferior a 0,05 (0,032) no teste do Qui-quadrado **(Tabela 9)**.

Para o nosso estudo de prevalência, foram efectuadas tabulações cruzadas para determinar a correlação entre as diferentes variáveis a estudar. Considerando a tabulação cruzada das variáveis idade e sexo, identificou-se que os doentes cirróticos com hiponatrémia pertencem maioritariamente ao sexo feminino, com predomínio de doentes com idades compreendidas entre os 51 e os 70 anos (32,4%) **(gráfico 13)**. Esta faixa etária é igualmente prevalente nos doentes do sexo masculino com 32,4%, sendo de salientar que não foi identificada uma relação entre ambos os critérios, uma vez que se observou uma significância superior a 0,05 (0,909) **(tabela 10)**.

No que diz respeito às variáveis idade e sexo com o grau de hiponatrémia, verificou-se que 35,1% dos doentes do sexo feminino com cirrose hepática apresentam um grau de hiponatrémia ligeiro, assim como 32,4% dos homens; no entanto, são estes últimos que predominam no grau de hiponatrémia moderado **(Tabela 11)**. Em relação à idade, a faixa com maior número de casos de hiponatrémia ligeira e moderada foi a dos 51 aos 70 anos (64,9%), não tendo sido identificada qualquer correlação entre as variáveis com um valor de p superior a 0,005 **(Figura 14)**.

Relativamente ao sexo e à idade com o estadio clínico da cirrose hepática (compensada ou descompensada), verificou-se que os cirróticos com estado descompensado são maioritariamente homens (41,4%); no entanto, na cirrose compensada, as mulheres predominam com 11,7% **(Tabela 12)**. Da mesma forma, pessoas com idade entre 51 e 70 anos se destacam por manterem um estágio clínico descompensado (55%); estatisticamente, a idade foi relacionada aos estágios clínicos da cirrose obtendo um p-valor menor que 0,05 (0,002) **(Figura 15)**.Quando se relaciona o sexo com as complicações da cirrose hepática (encefalopatia hepática, varizes esofágicas, hemorragia digestiva alta, iterícia e ascite), verifica-se que 19,8% dos doentes cirróticos com hiponatrémia não apresentavam encefalopatia hepática, enquanto 16,2% dos que foram identificados com encefalopatia hepática de grau 2 eram homens **(Tabela 13) (Figura 16)**. As varizes esofágicas predominaram no sexo feminino com 33,3%, enquanto os casos de ascite ocorreram maioritariamente no sexo masculino com 29,7%. Por outro lado, observou-se que as varizes esofágicas estavam relacionadas com o sexo, com uma significância inferior a 0,05 (0,046) **(Tabela 13)**.

Relativamente à idade e às complicações da cirrose hepática, verificou-se que a maioria dos doentes com critérios de West Haven de grau 0 para encefalopatia hepática tinha entre 51 e 70 anos (20,7%), com varizes esofágicas (36%), HDA (23,4%) e ascite (38,7%) **(Tabela 14) (Figura 17)**. Não foi observada relação entre as complicações da cirrose hepática e a idade, dado um valor de p superior a 0

3.6. DISCUSSÃO

A hiponatrémia é uma condição médica caracterizada por níveis baixos de sódio sérico que se apresenta como uma perturbação do equilíbrio osmótico no corpo como resultado do aumento da água livre devido a dificuldades na sua excreção (60).

A literatura estabelece que, em doentes com cirrose, a hiponatrémia ocorre quando o sódio sérico é de 130 mEq/L. As suas manifestações clínicas podem variar desde sintomas subtis, como náuseas e confusão, até complicações graves, como edema cerebral e convulsões (48).

É essencial reconhecer que a hiponatrémia em doentes com cirrose hepática representa um desafio significativo para os cuidados de saúde, uma vez que a presença de hiponatrémia neste contexto está associada a um aumento da morbilidade e da mortalidade (61).

Consequentemente, o principal objetivo deste estudo foi estimar a prevalência do grau de hiponatremia em pacientes com cirrose hepática internados no Departamento de Gastroenterologia do Hospital General del Norte de Guayaquil IESS Los Ceibos no período de janeiro de 2021 a junho de 2022. Os resultados mostraram que os pacientes cirróticos com hiponatremia são principalmente mulheres, predominantemente com idades entre 51 e 91 anos; além disso, identificou-se que uma grande proporção de pacientes teve uma internação hospitalar de 1 a 15 dias, e utilizou medicamentos (diuréticos). Em relação aos critérios demográficos, o estudo de Younes et al (2021) identificou que a hiponatremia estava presente em 36,9% dos pacientes com cirrose, sendo 53,12% do sexo masculino e 46,8% do sexo feminino, o que difere dos achados atuais (61). Entretanto, a média de idade foi de 53,7 ± 11,3 anos. Da mesma forma, na pesquisa de Defás e Mogro (2021) houve um predomínio do sexo masculino (56,57%) sobre o feminino (43,43%), enquanto a média de idade foi de 65 anos. Relativamente ao tempo de internamento, os doentes com hiponatrémia tiveram uma duração média de 9,3 dias, o que vai ao encontro dos resultados actuais (62).Entre as comorbilidades associadas à cirrose hepática que os doentes apresentavam, destacam-se a hipertensão arterial (57,7%), a diabetes mellitus (46,8%), a doença renal crónica (19,8%), o cancro (15,3%) e, em menor escala, a tuberculose (2,7%). Estes dados são consistentes com os achados de Defás e Mogro (2021) onde as comorbilidades predominantes foram a hipertensão (36,36%), a diabetes (23,23%) e a doença renal crónica (9,6%) (62). Em resumo, estas três doenças são as comorbilidades mais frequentes nos doentes cirróticos com hiponatrémia, devido aos efeitos diretos da doença hepática no sistema cardiovascular, no metabolismo da glicose e na função renal, que são agravados pela presença de hiponatrémia. É de salientar que existe um número limitado de casos de hiponatrémia grave, sendo atribuída a este nível uma proporção de 3,6% (4 casos) identificada em doentes com diabetes e hipertensão arterial. Em comparação com os níveis ligeiro e moderado, o primeiro tem uma percentagem de 67,6% e o segundo de 28,8%. Em contraste com os resultados actuais, no trabalho de Younes et al (2021) a hiponatrémia moderada foi predominante com 21,5%, seguida da ligeira (9,2%) e da grave (6,2%) (61). Com base nos resultados obtidos e na revisão da literatura, determina-se que a hiponatrémia ligeira é a forma mais comum devido a factores como a ingestão excessiva de líquidos e o uso de diuréticos, que resultam numa diluição ligeira dos níveis de sódio no sangue, enquanto a hiponatrémia grave é a menos comum.Quanto à gravidade da cirrose, observou-se um predomínio do nível de gravidade B, destacando-se os casos de hiponatrémia ligeira. Em segundo lugar, encontrou-se o nível de gravidade C, seguido do nível A, ambos com um maior número de casos de hiponatrémia ligeira. que se refere à hiponatrémia ligeira. No trabalho de Defás e Mogro (2021) foi observado que dos pacientes com hiponatremia, 62,04% apresentavam nível B de gravidade da cirrose, 39,37% grau A e 75% nível C (62) . Já no estudo de Pradeep e Sindhura (2022), 76,6% tinham um nível B/C e 50% um nível A, o que é consistente com os resultados actuais (63). Isto permite-nos reconhecer que a maioria dos doentes mantém uma função hepática moderadamente comprometida, com um maior risco de complicações e uma menor sobrevida em comparação com o nível A. Por outro lado, a maioria dos doentes encontrava-se na fase de cirrose descompensada, enquanto apenas 22 casos apresentavam uma fase de cirrose compensada, sendo que em ambos os casos o grau de hiponatrémia ligeira era notável. No estudo de Pradeep e Sindhura (2022) observou-se que os doentes com cirrose descompensada apresentam diferentes complicações que estão associadas a uma maior mortalidade em doentes hospitalizados, como ascite, encefalopatia hepática e hemorragia gastrointestinal alta e até doença de Parkinson, aumentando a morbilidade e mortalidade dos doentes (63). Relativamente às complicações, a maioria dos doentes referiu um grau 0 nos critérios de West Haven (33,3%), indicando a ausência de encefalopatia hepática; no entanto, 27,9% referiram um grau 2 e 22,5% um grau 1. Em menor proporção, foram registados casos de hemorragia gastrointestinal alta não varicosa (HGNA) e iterícia, com predomínio de hiponatrémia ligeira. No trabalho de Defás e Mogro (2021) as complicações predominantes foram varizes esofágicas (51,52%), ascite (53,03%), hemorragia varicosa (34,85%), encefalopatia hepática (28,28%), síndrome hepatorrenal (SHR) (30,81%) e iterícia (15,66%) (62). De forma semelhante, no estudo de Bhandari e Chaudhary (2021) as complicações predominantes foram edema (100%), ascite (93,6%), palidez (93,6%), hemorragia gastrointestinal superior (74,5%), iterícia (72,3%), encefalopatia hepática (46,8%), entre outras (64). Entretanto, Pradeep e Sindhura (2022) observaram que os doentes com hiponatrémia apresentavam ascite (74,4%) e encefalopatia hepática (85,4%) (63).Os resultados associados à encefalopatia hepática são consistentes com os achados de Younes et al (2021), uma vez que, no seu trabalho, 32,3% não apresentavam encefalopatia hepática, enquanto no nosso estudo 20,8% indicaram grau 1, 23,8% grau 2, 12,3% grau 3 e 10,8% grau 4 (61). Segundo Younes et al (2021), o risco de desenvolver estas complicações é diretamente proporcional ao grau de hiponatrémia, afirmando que vários estudos têm demonstrado que a hiponatrémia grave está associada a uma maior gravidade da encefalopatia hepática (61). No entanto, no presente estudo, esta premissa não é corroborada, apresentando um valor de $p > 0,05$ e salientando que os 4 casos de hiponatrémia grave ocorreram em doentes com encefalopatia hepática de grau 1 e 2. A prevalência global de hiponatrémia nos doentes cirróticos foi de 35,1%; no entanto, por grau de hiponatrémia, destaca-se a hiponatrémia ligeira com 23,7%, seguida da moderada com 10,1% e da grave com 1,3%. No trabalho de Attar (2019), a prevalência de hiponatrémia em doentes com cirrose foi identificada como 22% (47), tendo a hiponatrémia grave uma prevalência de 6%; enquanto no estudo de Ordoñez e Yperti (2023), a taxa de prevalência de hiponatrémia grave foi de 6,2%, com maior predomínio nas mulheres (65). Por outro lado, no estudo de Bhandari e Chaudhary (2021) a prevalência de hiponatremia foi de 41,22% sendo maior no sexo masculino (64). No estudo de Pradeep e Sindhura (2022) a prevalência global de hiponatrémia foi de 75% (63); enquanto Bashir et al (2019) no seu estudo destaca uma prevalência de 47,9% (66). De acordo com Defás e Mogro (2021), a hiponatremia é prevalente em 20-50% dos pacientes cirróticos e é relativamente alta (66). Durante o estudo houve algumas limitações, como a exclusão de pacientes por falta de informação ou que tinham um diagnóstico da CID-10 que não correspondia aos critérios de inclusão; para além do facto de em alguns doentes não ter sido identificada a etiologia específica da cirrose hepática, devido a uma anamnese incompleta, à ausência de estudos complementares (por falta de reagentes ou omissão de resultados laboratoriais) ou outros estudos complementares não terem sido reportados na história clínica por omissão ou o doente ter efectuado os estudos de forma particular, ou a um internamento tardio com cirrose descompensada e diagnóstico recente, o que poderia levar a uma subestimação dos nossos resultados.

CAPÍTULO IV
CONCLUSÕES E RECOMENDAÇÕES

4.1. CONCLUSÕES

1. A prevalência de hiponatrémia nos doentes com cirrose foi de 35,1%, com predomínio de hiponatrémia ligeira com uma prevalência de 67,6%, hiponatrémia moderada com 28,8% e hiponatrémia grave com 3,6%.

2. O cancro foi a única comorbilidade identificada como estando relacionada com graus de hiponatrémia (p-valor de 0,049 < 0,05). 8,1% apresentaram hiponatrémia moderada.

3. Não foi identificada qualquer relação entre a gravidade da cirrose e o grau de hiponatrémia (p-value 0,256 > 0,05); no entanto, foi reconhecido um predomínio de Child-Pugh B (42,3%), em que 31,5% apresentavam hiponatrémia ligeira.

4. O estádio de cirrose descompensada foi onde se identificou a maioria dos casos (80,2%), sendo que 51,4% apresentavam hiponatrémia ligeira, 26,1% hiponatrémia moderada e 2,7% hiponatrémia grave.

5. A hemorragia gastrointestinal alta não varicosa (HGNA) foi a única complicação relacionada com o grau de hiponatrémia (p-value 0,032 < 0,05) no nosso estudo, sendo 23,4% com hiponatrémia ligeira, 10,8% com hiponatrémia moderada e 3,6% com hiponatrémia grave.

4.2. RECOMENDAÇÕES

1. Sugere-se à comunidade científica a realização de novos estudos sobre a prevalência de hiponatrémia em doentes cirróticos nos vários centros de saúde do país devido à falta de dados nesta linha de investigação.

2. Devido à associação entre o cancro e os níveis de hiponatrémia, recomenda-se a monitorização contínua dos níveis de sódio nos doentes com cancro, o que poderá melhorar a qualidade de vida e reduzir a morbilidade e a mortalidade.

3. Aplicar métodos de deteção precoce da descompensação em doentes cirróticos com comorbilidades para evitar o desenvolvimento de um grau mais elevado de hiponatrémia que conduza a complicações a curto e a longo prazo.

4. Recomenda-se à instituição que desenvolva programas educativos dirigidos aos doentes com cirrose para explicar a importância do cumprimento das recomendações médicas e para prevenir o desenvolvimento de complicações.

5. Implementar um protocolo de acompanhamento a longo prazo de doentes com cirrose hepática e hiponatrémia para deteção precoce de complicações e melhoria da sobrevivência.

REFERÊNCIAS

1. Poveda KAF, Arias JEM, Subia DLF, Castro AMM. Cirrose hepática: perfil epidemiológico e qualidade de vida. Hospital Teodoro Maldonado Carbo. Período 2014
- 2015. Ciência Digital [Internet]. 4 de outubro de 2019 [citado 2023 julho 3];3(4):82-100.Disponível em:
https://cienciadigital.org/revistacienciadigital2/index.php/CienciaDigital/article/view/ 936
2. IHME. Instituto de Métricas e Avaliação em Saúde. 2020 [citado em 3 de julho de 2023]. Cirrose e outras doenças crónicas do fígado devidas a outras causas - Causa de nível 4. Disponível em:
https://www.healthdata.org/results/gbd_summaries/2019/cirrhosis-and-other-chronic- liver-diseases-due-to-other-causes-level-4-cause
3. Colégio Americano de Gastroenterologia [Internet]. 2012 [citado em 3 de julho de 2023]. Liver Cirrhosis. Disponível em: https://gi.org/topics/liver-cirrhosis/
4. INEC. Estatísticas vitais. Registro Estadístico de Defunciones Generales de 2021 - Buscar no Google [Internet]. 2022 [citado 3 de julho de 2023]. Disponível em: https://www.ecuadorencifras.gob.ec/documentos/web-inec/Poblacion_y_Demografia/Defunciones_General_2021/Principales_resultados_ EDG_2021_v2.pdf.
5. Bernal JFM, Morales EL, Sandino NJ, Franco DM. Cirrose hepática ou insuficiência hepática crónica aguda: definição e classificação. Revista Repertorio de Medicina y Cirugía [Internet]. 14 de julho de 2022 [citado em 3 de julho de 2023];31(2):112-22. Disponível em:
https://revistas.fucsalud.edu.co/index.php/repertorio/article/view/1052
6. Smith A, Baumgartner K, Bositis C. Cirrhosis: Diagnosis and Management. afp [Internet]. 15 de dezembro de 2019 [citado em 3 de julho de 2023];100(12):759-70. Disponível em:
https://www.aafp.org/pubs/afp/issues/2019/1215/p759.html
7. Mellado-Orellana R, Sánchez-Herrera D, Deschamps-Corona A, Núñez-Hernández JC, Díaz-Greene EJ, Rodríguez-Weber FL. Hiponatrémia para principiantes. Med Int Mex [Internet]. 2022 [citado 2022 Out 26];38(2):397-408. Disponível em: https://www.medigraphic.com/cgi-bin/new/resumen.cgi?IDARTICULO=104967
8. Alukal JJ, John S, Thuluvath PJ. Hyponatremia in Cirrhosis: An Update. Jornal oficial do Colégio Americano de Gastroenterologia | ACG [Internet].

novembro de 2020 [citado em 26 de outubro de 2022];115(11):1775-85. Disponível em: https://journals.lww.com/ajg/Abstract/2020/11000/Hyponatremia_in_Cirrhosis An_ Update.11.aspx

9. Younas A, Riaz J, Chughtai T, Maqsood H, Saim M, Qazi S, et al. Hyponatremia and Its Correlation With Hepatic Encephalopathy and Severity of Liver Disease. Cureus. 6 de fevereiro de 2021;13(2):e13175.

10. Solís Alcívar DC, Bermúdez Garcell AJ, Serrano Gámez NB, Teruel Ginés R, Castro Maquilón AG, Solís Alcívar DC, et al. Effects of alcohol on the onset of liver cirrhosis. Correo Científico Médico [Internet]. junho de 2020 [citado 3 de julho de 2023];24(2):743-63. Disponível em: http://scielo.sld.cu/scielo.php?script=sci_abstract&pid=S1560-43812020000200743&lng=en&nrm=iso&tlng=en

11. OPAS/OMS. Hepatite [Internet]. 2019 [citado em 3 de julho de 2023]. Disponível em: https://www.paho.org/es/temas/hepatitis

12. Corrales Alonso S, Hernández Hernández R, González Báez A, Vanterpool Héctor M, Rangel Lorenzo E, Villar Ortiz D, et al. Estudo descritivo dos pacientes com cirrose hepática de etiologia viral na província de Matanzas. Revista Médica Eletrónica [Internet]. abril de 2021 [citado 3 de julho de 2023];43(2):3074-90. Disponível em: http://scielo.sld.cu/scielo.php?script=sci_abstract&pid=S1684-18242021000203074&lng=en&nrm=iso&tlng=en

13. Ospino Rodriguez M, Licona Vera E, Raad Sarabia M, Betancur Vásquez C, Gómez Álvarez L. Esteatohepatite não alcoólica: Da fisiopatologia ao diagnóstico. Arquivos de Medicina [Internet]. 2022 [citado 2023 julho 3];18(8):2. Disponível em: https://dialnet.unirioja.es/servlet/articulo?codigo=8693570

14. Vera Mesias MM, Parrales Carvajal JM, Rodríguez Parrales DH. Hepatite autoimune, formas clínicas, diagnóstico e prognóstico. Polo del Conocimiento: Revista científico - profesional [Internet]. 2021 [citado em 3 de julho de 2023];6(7):61-77. Disponível em: https://dialnet.unirioja.es/servlet/articulo?codigo=8017035

15. Weersink RA, Burger DM, Hayward KL, Taxis K, Drenth JPH, Borgsteede SD. Utilização segura de medicamentos em doentes com cirrose: considerações farmacocinéticas e farmacodinâmicas. Opinião de especialistas em metabolismo e toxicologia de medicamentos [Internet]. 2 de janeiro de 2020 [citado em 3 de julho de 2023];16(1):45-57. Available from: https://doi.org/10.1080/17425255.2020.1702022

16. Sandhu N, Navarro V. Drug-Induced Liver Injury in GI Practice. Comunicações de Hepatologia [Internet]. 2020 [citado 2023 julho 3];4(5):631-45. Disponível em: https://onlinelibrary.wiley.com/doi/abs/10.1002/hep4.1503

17. Parola M, Pinzani M. Fibrose hepática: Fisiopatologia, alvos patogénicos e questões clínicas. Aspectos Moleculares da Medicina [Internet]. fevereiro de 2019 [citado 2023 julho 3];65:37-55. Disponível em: https://linkinghub.elsevier.com/retrieve/pii/S0098299718300700

18. Roehlen N, Crouchet E, Baumert TF. Liver Fibrosis: Mechanistic Concepts and Therapeutic Perspectives. Células [Internet]. abril 2020 [citado 2022 Out 26];9(4):875. Disponível em: https://www.mdpi.com/2073-4409/9/4/875

19. Gunarathne LS, Rajapaksha H, Shackel N, Angus PW, Herath CB. Hipertensão portal cirrótica: From pathophysiology to novel therapeutics. World J Gastroenterol [Internet]. 28 de outubro de 2020 [citado em 3 de julho de 2023];26(40):6111-40. Disponível em: https://www.ncbi.nlm.nih.gov/pmc/articles/PMC7596642/

20. D'Amico G, Morabito A, D'Amico M, Pasta L, Malizia G, Rebora P, et al. New concepts on the clinical course and stratification of compensated and decompensated cirrhosis. Hepatol Int [Internet]. fevereiro de 2018 [citado 3 de julho de 2023];12(S1):34-43. Disponível em: http://link.springer.com/10.1007/s12072-017- 9808-z.

21. Sharma B, John S. Hepatic Cirrhosis. Em: StatPearls [Internet]. Treasure Island (FL): StatPearls Publishing; 2023 [citado em 3 de julho de 2023]. Disponível em: http://www.ncbi.nlm.nih.gov/books/NBK482419/

22. Lesmana CRA, Raharjo M, Gani RA. Tratamento das complicações da cirrose hepática: Overview of esophageal and gastric varices. Clin Mol Hepatol [Internet]. 1 de outubro de 2020 [citado 3 de julho de 2023];26(4):444-60. Disponível em: http://www.e-cmh.org/journal/view.php?doi=10.3350/cmh.2020.0022

23. Jakab SS, Garcia-Tsao G. RASTREIO E VIGILÂNCIA DE VARIZES EM PACIENTES COM CIRROSE. Clin Gastroenterol Hepatol [Internet]. janeiro de 2019 [citado em 3 de julho de 2023];17(1):26-9. Disponível em: https://www.ncbi.nlm.nih.gov/pmc/articles/PMC6139072/

24. Wilkins T, Wheeler B, Carpenter M. Upper Gastrointestinal Bleeding in Adults: Evaluation and Management. afp [Internet]. 1 de março de 2020 [citado em 3 de julho de 2023];101(5):294-300. Disponível em: https://www.aafp.org/pubs/afp/issues/2020/0301/p294.html

25. Custovic N, Husic-Selimovic A, Srsen N, Prohic D. Comparação entre a pontuação de Glasgow-Blatchford e a pontuação de Rockall em doentes com

hemorragia digestiva alta. Med Arch [Internet]. agosto de 2020 [citado 3 de julho de 2023];74(4):270-4. Disponível em:
https://www.ncbi.nlm.nih.gov/pmc/articles/PMC7520069/
26. Engelmann C, Clària J, Szabo G, Bosch J, Bernardi M. Fisiopatologia da cirrose descompensada: Hipertensão portal, disfunção circulatória, inflamação, metabolismo e disfunção mitocondrial. Jornal de Hepatologia [Internet]. 1 de julho de 2021 [citado 2022 Oct 26];75:S49-66. Disponível em:
https://www.journal-of-hepatology.eu/article/S0168-8278(21)00002-7/fulltext
27. Rudler M, Mallet M, Sultanik P, Bouzbib C, Thabut D. Optimal management of ascites. Liver International [Internet]. 2020 [citado 3 de julho de 2023];40(S1):128-
35. Disponível em: https://onlinelibrary.wiley.com/doi/abs/10.1111/liv.14361
28. Garbuzenko DV, Arefyev NO. Abordagens actuais ao tratamento de doentes com ascite cirrótica. World J Gastroenterol [Internet]. 28 de julho de 2019 [citado em 3 de julho de 2023];25(28):3738-52. Disponível em:
https://www.ncbi.nlm.nih.gov/pmc/articles/PMC6676543/
29. Joseph A, Samant H. Icterícia. In: StatPearls [Internet]. Treasure Island (FL): StatPearls Publishing; 2023 [citado em 3 de julho de 2023]. Disponível em:
http://www.ncbi.nlm.nih.gov/books/NBK544252/
30. Pavlovic Markovic A, Stojkovic Lalosevic M, Mijac DD, Milovanovic T, Dragasevic S, Sokic Milutinovic A, et al. Jaundice as a Diagnostic and Therapeutic Problem: A General Practitioner's Approach. Doenças Digestivas [Internet]. 20 de maio de 2021 [citado em 3 de julho de 2023];40(3):362-9. Disponível em: https://doi.org/10.1159/000517301
31. Weissenborn K. Encefalopatia hepática: Definição, classificação clínica e princípios de diagnóstico. Drugs [Internet]. 2019 [citado 2023 julho 3];79(Suppl 1):5-9. Disponível em:
https://www.ncbi.nlm.nih.gov/pmc/articles/PMC6416238/
32. Dellatore P, Cheung M, Mahpour NY, Tawadros A, Rustgi VK. Clinical Manifestations of Hepatic Encephalopathy (Manifestações Clínicas da Encefalopatia Hepática). Clin Liver Dis. maio de 2020;24(2):189- 96.
33. Rose CF, Amodio P, Bajaj JS, Dhiman RK, Montagnese S, Taylor-Robinson SD, et al. Hepatic encephalopathy: Novel insights into classification, pathophysiology and therapy. J Hepatol. Dez 2020;73(6):1526-47.
34. Kabaria S, Dalal I, Gupta K, Bhurwal A, Minacapelli CD, Catalano C, et al. Hepatic Encephalopathy: A Review. EMJ [Internet]. 5 de agosto de 2021 [citado em 3 de julho de 2023]; 9 (1): 89-97. Disponível em:
https://www.emjreviews.com/hepatology/article/hepatic-encephalopathy-a-

review/

35. Chen Z, Ruan J, Li D, Wang M, Han Z, Qiu W, et al. The Role of Intestinal Bacteria and Gut-Brain Axis in Hepatic Encephalopathy [O papel das bactérias intestinais e do eixo intestino-cérebro na encefalopatia hepática]. Front Cell Infect Microbiol [Internet]. 21 de janeiro de 2021 [citado em 3 de julho de 2023]; 10: 595759. Disponível em: https://www.ncbi.nlm.nih.gov/pmc/articles/PMC7859631/

36. Leidi A, Pisaturo M, Fumeaux T. Encefalopatia hiperamonémica relacionada com a malnutrição que se apresenta com supressão de explosão: relato de um caso. Jornal de Relatos de Casos Médicos [Internet]. 10 de agosto de 2019 [citado 2023 julho 3];13(1):248. Disponível em: https://doi.org/10.1186/s13256-019-2185-6

37. Schindler P, Heinzow H, Trebicka J, Wildgruber M. Encefalopatia hepática induzida por shunt no TIPS: Abordagens actuais e desafios clínicos. J Clin Med [Internet]. 23 de novembro de 2020 [citado em 3 de julho de 2023];9(11):3784. Disponível em: https://www.ncbi.nlm.nih.gov/pmc/articles/PMC7700586/

38. Butterworth RF. Encefalopatia Hepática na Cirrose: Pathology and Pathophysiology. Drugs [Internet]. 2019 [citado 2023 julho 3];79(Suppl 1):17-21. Disponível em: https://www.ncbi.nlm.nih.gov/pmc/articles/PMC6416236/

39. Karanfilian BV, Cheung M, Dellatore P, Park T, Rustgi VK. Laboratory Abnormalities of Hepatic Encephalopathy (Anomalias laboratoriais da encefalopatia hepática). Clin Liver Dis. maio de 2020;24(2):197- 208.

40. Lurie Y, Webb M, Cytter-Kuint R, Shteingart S, Lederkremer GZ. Non-invasive diagnosis of liver fibrosis and cirrhosis. World J Gastroenterol [Internet]. 7 de novembro de 2015 [citado em 3 de julho de 2023];21(41):11567-83. Disponível em: https://www.ncbi.nlm.nih.gov/pmc/articles/PMC4631961/

41. Gheorghe G, Bungău S, Ceobanu G, Ilie M, Bacalbaşa N, Bratu OG, et al. A avaliação não invasiva da fibrose hepática. Jornal da Associação Médica de Formosan [Internet]. 1 de fevereiro de 2021 [citado em 3 de julho de 2023]; 120 (2): 794-803. Disponível em: https://www.sciencedirect.com/science/article/pii/S0929664620303934

42. Campos-Murguía A, Ruiz-Margáin A, González-Regueiro JA, Macías-Rodríguez RU. Avaliação clínica e tratamento da fibrose hepática na doença hepática gorda não alcoólica. World J Gastroenterol [Internet]. 21 de outubro de 2020 [citado em 3 de julho de 2023];26(39):5919-43. Disponível em: https://www.ncbi.nlm.nih.gov/pmc/articles/PMC7584064/

43. Tsoris A, Marlar CA. Uso do escore de Pugh infantil na doença hepática. In:

StatPearls [Internet]. Treasure Island (FL): StatPearls Publishing; 2023 [citado em 3 de julho de 2023]. Disponível em: http://www.ncbi.nlm.nih.gov/books/NBK542308/

44. Ruf A, Dirchwolf M, Freeman RB. De Child-Pugh à pontuação MELD e mais além: Taking a walk down memory lane. Anais da Hepatologia [Internet]. 1 de janeiro de 2022 [citado em 3 de julho de 2023];27(1):100535. Disponível em: https://www.sciencedirect.com/science/article/pii/S1665268121002349

45. Trivedi HD. The Evolution of the MELD Score and Its Implications in Liver Transplant Allocation: A Beginner's Guide for Trainees. ACG Case Rep J [Internet]. 4 de maio de 2022 [citado em 3 de julho de 2023];9(5):e00763. Disponível em: https://www.ncbi.nlm.nih.gov/pmc/articles/PMC9287268/

46. Mejía-Sandoval HJ, Castellanos-Bueno R, Rangel-Rivera DA, Rangel-Rivera KL, Mejía-Sandoval HJ, Castellanos-Bueno R, et al. Aspectos práticos para a classificação, diagnóstico e tratamento da hiponatremia no paciente hospitalizado. Medicas UIS [Internet]. agosto 2020 [citado 3 julho 2023];33(2):85-93. Disponível em: http://www.scielo.org.co/scielo.php?script=sci_abstract&pid=S0121-03192020000200010&lng=en&nrm=iso&tlng=en

47. Attar B. Approach to Hyponatremia in Cirrhosis (Abordagem da Hiponatremia na Cirrose). Clinical Liver Disease [Internet]. 2019 [cited 2022 Oct 26];13(4):98-101. Disponível em: https://onlinelibrary.wiley.com/doi/abs/10.1002/cld.790

48. Praharaj DL, Anand AC. Clinical Implications, Evaluation, and Management of Hyponatremia in Cirrhosis (Implicações clínicas, avaliação e tratamento da hiponatremia na cirrose). J Clin Exp Hepatol [Internet]. 2022 [citado 2023 julho 3];12(2):575-94. Disponível em: https://www.ncbi.nlm.nih.gov/pmc/articles/PMC9077240/

49. Baiges A, Hernández-Gea V. Gestão da descompensação hepática na doença hepática crónica avançada: Ascite, hiponatremia e hemorragia varicosa gastroesofágica. Clin Drug Investig [Internet]. 2022 [citado 2023 julho 3];42(Suppl 1):25-31. Disponível em: https://www.ncbi.nlm.nih.gov/pmc/articles/PMC9205794/

50. Rondon-Berrios H, Velez JCQ. Hyponatremia in Cirrhosis. Clin Liver Dis [Internet]. maio 2022 [citado 2023 julho 3];26(2):149-64. Disponível em: https://www.ncbi.nlm.nih.gov/pmc/articles/PMC9060324/

51. Chaney A. A Review for the Practicing Clinician: Hepatorenal Syndrome, a Form of Acute Kidney Injury, in Patients with Cirrhosis (Síndrome Hepatorenal, uma Forma de Lesão Renal Aguda, em Pacientes com Cirrose).

Gastroenterologia Clínica e Experimental [Internet]. 31 de dezembro de 2021 [citado em 3 de julho de 2023];14:385-96. Disponível em: https://www.tandfonline.com/doi/abs/10.2147/CEG.S323778

52. Gupta K, Bhurwal A, Law C, Ventre S, Minacapelli CD, Kabaria S, et al. Acute kidney injury and hepatorenal syndrome in cirrhosis. World J Gastroenterol [Internet]. 14 de julho de 2021 [citado em 3 de julho de 2023];27(26):3984-4003. Disponível em: https://www.ncbi.nlm.nih.gov/pmc/articles/PMC8311533/

53. Kulkarni AV, Kumar P, Sharma M, Sowmya TR, Talukdar R, Rao PN, et al. Pathophysiology and Prevention of Paracentesis-induced Circulatory Dysfunction: A Concise Review. J Clin Transl Hepatol [Internet]. 28 de março de 2020 [citado em 3 de julho de 2023];8(1):42-8. Disponível em: https://www.ncbi.nlm.nih.gov/pmc/articles/PMC7132018/

54. Møller S, Bendtsen F. The pathophysiology of arterial vasodilatation and hyperdynamic circulation in cirrhosis (A fisiopatologia da vasodilatação arterial e da circulação hiperdinâmica na cirrose). Liver International [Internet]. 2018 [citado em 3 de julho de 2023];38(4):570-80. Disponível em: https://onlinelibrary.wiley.com/doi/abs/10.1111/liv.13589

55. Sahay M, Sahay R. Hyponatremia: Uma abordagem prática. Indian J Endocrinol Metab [Internet]. 2014 [citado 3 de julho de 2023];18(6):760-71. Disponível em: https://www.ncbi.nlm.nih.gov/pmc/articles/PMC4192979/

56. Ospina LLG, Laverde JLG, Tapia JAA, Cahuasquí JPO. Hiponatremia e síndrome hepatorrenal. RECIMUNDO [Internet]. 11 de julho de 2020 [citado em 3 de julho de 2023];4(3):102-17. Disponível em: https://recimundo.com/index.php/es/article/view/854

57. de Mattos ÂZ, Simonetto DA, Terra C, Farias AQ, Bittencourt PL, Pase THS, et al. Administração de albumina em pacientes com cirrose: Papel atual e novas perspectivas. World J Gastroenterol [Internet]. 7 de setembro de 2022 [citado em 3 de julho de 2023];28(33):4773-86. Disponível em: https://www.ncbi.nlm.nih.gov/pmc/articles/PMC9476855/

58. Baek SH, Jo YH, Ahn S, Medina-Liabres K, Oh YK, Lee JB, et al. Risk of Overcorrection in Rapid Intermittent Bolus vs Slow Continuous Infusion Therapies of Hypertonic Saline for Patients With Symptomatic Hyponatremia [Risco de Sobrecorrecção em Bolus Intermitente Rápido vs Infusão Contínua Lenta de Solução Salina Hipertónica para Pacientes com Hiponatremia Sintomática]. JAMA Intern Med [Internet]. janeiro de 2021 [citado 2023 julho 3];181(1):1-12. Disponível em: https://www.ncbi.nlm.nih.gov/pmc/articles/PMC7589081/

59. Berl T, Quittnat-Pelletier F, Verbalis JG, Schrier RW, Bichet DG, Ouyang J, et al. Oral Tolvaptan Is Safe and Effective in Chronic Hyponatremia. J Am Soc Nephrol [Internet]. abril 2010 [citado 3 julho 2023];21(4):705-12. Disponível em: https://www.ncbi.nlm.nih.gov/pmc/articles/PMC2844305/

60. Sequera PO de, Álcazar Arroyo R, Albalate Ramón M. Nefrología al Día. 2021 [citado 1 de agosto de 2023]. Distúrbios do potássio. Hipocaliémia. Hipercalemia
| Nephrology Today. Disponível em: http://www.nefrologiaaldia.org/es-articulo-potassium-disorders-potassium-hypokalaemia-hyperkalaemia-383

61. Younes R, Caviglia GP, Govaere O, Rosso C, Armandi A, Sanavia T, et al. Long-term outcomes and predictive ability of non-invasive scoring systems in patients with non-alcoholic fatty liver disease. J Hepatol. Oct 2021;75(4):786-94.

62. Defás Zambrano GE, Mogro Espinoza MA. Hiponatremia como fator relacionado à mortalidade em pacientes com cirrose hepática internados no Hospital Teodoro Maldonado Carbo durante 2018-2019. 1 de maio de 2021 [citado em 1 de agosto de 2023]; Disponível em: http://repositorio.ucsg.edu.ec/handle/3317/16695

63. G S, C P, C A, Ms S, S M. Prevalência de hiponatremia em doentes com doença hepática crónica e sua correlação com a gravidade da doença. J Assoc Physicians India. abril de 2022;70(4):11-2.

64. Bhandari A, Chaudhary A. Hyponatremia in Chronic Liver Disease among Patients Presenting to a Tertiary Care Hospital: A Descriptive Cross-sectional Study. JNMA J Nepal Med Assoc [Internet]. dezembro de 2021 [citado 1 de agosto de 2023];59(244):1225-8. Disponível em: https://www.ncbi.nlm.nih.gov/pmc/articles/PMC9200023/

65. Yperti MJ, Ordoñez M. Prevalência e fatores associados à hiponatremia em idosos de 2016 a 2018, no Hospital Alcívar. Revista Actas Médicas [Internet]. 2023;31(1):9. Disponível em: https://issuu.com/hospitalalcivar2/docs/revista_actas_medicas_31_vol_1/s/13585949

66. Bashir S, Pervaiz A, Khan HA, Tahir HM, Hasham A, Hafeez MS, et al. Frequência de hiponatremia em doentes com encefalopatia hepática num hospital de cuidados terciários. 2019;13(2):306-8. Disponível em: https://pjmhsonline.com/2019/april_june/pdf/306.pdf

ANEXOS

ANEXO 1. RESULTADOS DOS QUADROS

Tabela 4. Caraterísticas dos pacientes de acordo com sexo, idade, medicamentos e tempo de internação

Sexo	Frequência	%
Masculino	55	49,5%
Feminino	56	50,5%
Total	111	100,0%
Idade	Frequência	%
30 - 50	5	4,5%
51 - 70	72	64,9%
71 - 91	34	30,6%
Total	111	100,0%
Utilização de medicamentos (diuréticos)	Frequência	%
Sim	70	63,1%
Não	41	36,9%
Total	111	100,0%
Internamento hospitalar	Frequência	%
1 - 15 dias	80	72,1%
16 - 30 dias	25	22,5%
31 - 46 dias	6	5,4%
Total	111	100,0%

Fonte: Dados internos do Hospital General del Norte de Guayaquil IESS Los Ceibos Preparado por: Autores.

Prevalência dos graus de hiponatrémia em doentes com cirrose hepática.

Graus de hiponatremia	Número de casos	Doentes com cirrose hepática (mesmo período)	Prevalência	
Ligeiro	75	316	0,2373	23,7%
Moderado	32		0,1013	10,1%
Grave	4		0,0127	1,3%
Total	111		0,3513	35,1%

Fonte: Dados internos do Hospital General del Norte de Guayaquil IESS Los Ceibos. Elaborado por: Autores.

Relação entre o grau de hiponatrémia e as comorbilidades associadas à cirrose hepática.

Comorbilidades associadas		Graus de hiponatremia			Total	Valor de p
		Ligeiro	Moderado	Grave		
Hipertensão arterial						0,063
Não	Contagem	37	8	2	47	
	% do total	33,3%	7,2%	1,8%	42,3%	
Sim	Contagem	38	24	2	64	
	% do total	34,2%	21,6%	1,8%	57,7%	
Total	Contagem	75	32	4	111	
	% do total	67,6%	28,8%	3,6%	100,0%	
Diabetes Mellitus						0,432
Não	Contagem	43	14	2	59	
	% do total	38,7%	12,6%	1,8%	53,2%	
Sim	Contagem	32	18	2	52	
	% do total	28,8%	16,2%	1,8%	46,8%	
Total	Contagem	75	32	4	111	
	% do total	67,6%	28,8%	3,6%	100,0%	
Doença renal crónica						0,263
Não	Contagem	62	23	4	89	
	% do total	55,9%	20,7%	3,6%	80,2%	
Sim	Contagem	13	9	0	22	
	% do total	11,7%	8,1%	0,0%	19,8%	
Total	Contagem	75	32	4	111	
	% do total	67,6%	28,8%	3,6%	100,0%	
Cancro						0,049
Não	Contagem	67	23	4	94	
	% do total	60,4%	20,7%	3,6%	84,7%	
Sim	Contagem	8	9	0	17	
	% do total	7,2%	8,1%	0,0%	15,3%	
Total	Contagem	75	32	4	111	
	% do total	67,6%	28,8%	3,6%	100,0%	
Infecciosa (TB)						0,337
Não	Contagem	74	30	4	108	
	% do total	66,7%	27,0%	3,6%	97,3%	
Sim	Contagem	1	2	0	3	
	% do total	0,9%	1,8%	0,0%	2,7%	
Total	Contagem	75	32	4	111	
	% do total	67,6%	28,8%	3,6%	100,0%	

Fonte: Dados internos do Hospital General del Norte de Guayaquil IESS Los Ceibos. Elaborado por: Autores.

Tabela 7. Gravidade da cirrose e grau de hiponatremia

Escala de Child-Pugh		Graus de hiponatremia			Total	Valor de p
		Ligeiro	Moderado	Grave		
Gravidade da cirrose						0,256
A	Contagem	15	4	1	20	
	% do total	13,5%	3,6%	0,9%	18,0%	
B	Contagem	35	10	2	47	
	% do total	31,5%	9,0%	1,8%	42,3%	
C	Contagem	25	18	1	44	
	% do total	22,5%	16,2%	0,9%	39,6%	
Total	Contagem	75	32	4	111	
	% do total	67,6%	28,8%	3,6%	100,0%	

Fonte: Dados internos do Hospital General del Norte de Guayaquil IESS Los Ceibos Preparado por: Autores.

Tabela 8. Distribuição do grau de hiponatrémia de acordo com o estádio da cirrose

Estádio clínico da cirrose		Graus de hiponatremia			Total	Valor de p
		Ligeiro	Moderado	Grave		
Estadio da cirrose						0,213
Não equilibrado	Contagem	57	29	3	89	
	% do total	51,4%	26,1%	2,7%	80,2%	
Compensado	Contagem	18	3	1	22	
	% do total	16,2%	2,7%	0,9%	19,8%	
Total	Contagem	75	32	4	111	
	% do total	67,6%	28,8%	3,6%	100,0%	

Fonte: Dados internos do Hospital General del Norte de Guayaquil IESS Los Ceibos Preparado por: Autores

Tabela 9. Relação entre o grau de hiponatrémia e as complicações mais comuns em doentes com cirrose hepática

Comorbilidades associadas		Graus de hiponatremia			Total	Valor de p
		Ligeiro	Moderado	Grave		
Encefalopatia hepática						0,071
0	Contagem	30	7	0	37	
	% do total	27,0%	6,3%	0,0%	33,3%	
1	Contagem	16	6	3	25	
	% do total	14,4%	5,4%	2,7%	22,5%	
2	Contagem	18	12	1	31	
	% do total	16,2%	10,8%	0,9%	27,9%	
3	Contagem	11	7	0	18	
	% do total	9,9%	6,3%	0,0%	16,2%	
4	Contagem	0	0	0	0	
	% do total	0,0%	0,0%	0,0%	0,0%	
Total	Contagem	75	32	4	111	
	% do total	67,6%	28,8%	3,6%	100,0%	
Varizes do esófago						0,344
Não	Contagem	30	17	1	48	
	% do total	27,0%	15,3%	0,9%	43,2%	
Sim	Contagem	45	15	3	63	
	% do total	40,5%	13,5%	2,7%	56,8%	
Total	Contagem	75	32	4	111	
	% do total	67,6%	28,8%	3,6%	100,0%	
Hemorragia gastrointestinal alta não varicosa (HGNA)						0,032
Não	Contagem	49	20	0	69	
	% do total	44,1%	18,0%	0,0%	62,2%	
Sim	Contagem	26	12	4	42	
	% do total	23,4%	10,8%	3,6%	37,8%	
Total	Contagem	75	32	4	111	
	% do total	67,6%	28,8%	3,6%	100,0%	
Icterícia						0,124
Não	Contagem	64	24	2	90	
	% do total	57,7%	21,6%	1,8%	81,1%	
Sim	Contagem	11	8	2	21	
	% do total	9,9%	7,2%	1,8%	18,9%	
Total	Contagem	75	32	4	111	
	% do total	67,6%	28,8%	3,6%	100,0%	
Ascite						0,957
Não	Contagem	32	14	2	48	
	% do total	28,8%	12,6%	1,8%	43,2%	
Sim	Contagem	43	18	2	63	

	% do total	38,7%	16,2%	1,8%	56,8%	
Total	Contagem	75	32	4	111	
	% do total	67,6%	28,8%	3,6%	100,0%	

Fonte: Dados internos do Hospital General del Norte de Guayaquil IESS Ceibos
Preparado por: Autores

Tabela 10. Tabulação cruzada de variáveis: Idade e sexo

Variável		Sexo		Total	Valor de p
		Feminino	Masculino		
Idade					0,909
30 - 50	Contagem	3	2	5	
	% do total	2,7%	1,8%	4,5%	
51 - 70	Contagem	36	36	72	
	% do total	32,4%	32,4%	64,9%	
71 - 91	Contagem	17	17	34	
	% do total	15,3%	15,3%	30,6%	
Total	Contagem	56	55	111	
	% do total	50,5%	49,5%	100,0%	

Fonte: Dados internos do Hospital General del Norte de Guayaquil IESS Los
Ceibos Preparado por: Autores

Tabela 11. Tabulação cruzada das variáveis, idade, sexo e graus de
hiponatremia

Variáveis		Graus de hiponatremia			Total	Valor de p
		Ligeiro	Moderado	Grave		
Sexo						0,889
Feminino	Contagem	39	15	2	56	
	% do total	35,1%	13,5%	1,8%	50,5%	
Masculino	Contagem	36	17	2	55	
	% do total	32,4%	15,3%	1,8%	49,5%	
Total	Contagem	75	32	4	111	
	% do total	67,6%	28,8%	3,6%	100,0%	
Idade						0,209
30 - 50	Contagem	4	0	1	5	
	% do total	3,6%	0,0%	0,9%	4,5%	
51 - 70	Contagem	47	23	2	72	
	% do total	42,3%	20,7%	1,8%	64,9%	
71 - 91	Contagem	24	9	1	34	
	% do total	21,6%	8,1%	0,9%	30,6%	
Total	Contagem	75	32	4	111	
	% do total	67,6%	28,8%	3,6%	100,0%	

Fonte: Dados internos do Hospital General del Norte de Guayaquil IESS Los
Ceibos Preparado por: Autores

Tabulação cruzada das variáveis, idade, sexo e estádio clínico da cirrose.

Variáveis		Estádio clínico da cirrose		Total	Valor de p
		Não equilibrado	Compensado		
Sexo					0,365
Feminino	Contagem	43	13	56	
	% do total	38,7%	11,7%	50,5%	
Masculino	Contagem	46	9	55	
	% do total	41,4%	8,1%	49,5%	
Total	Contagem	89	22	111	
	% do total	80,2%	19,8%	100,0%	
Idade					0,002
30 - 50	Contagem	1	4	5	
	% do total	0,9%	3,6%	4,5%	
51 - 70	Contagem	61	11	72	
	% do total	55,0%	9,9%	64,9%	
71 - 91	Contagem	27	7	34	
	% do total	24,3%	6,3%	30,6%	
Total	Contagem	89	22	111	
	% do total	80,2%	19,8%	100,0%	

Fonte: Dados internos do Hospital General del Norte de Guayaquil IESS Los Ceibos Preparado por: Autores

Tabela 13. Tabulação cruzada das variáveis, sexo e complicações da cirrose hepática

Variável		Sexo		Total	Valor de p
		Feminino	Masculino		
Encefalopatia hepática					0,440
0	Contagem	22	15	37	
	% do total	19,8%	13,5%	33,3%	
1	Contagem	11	14	25	
	% do total	9,9%	12,6%	22,5%	
2	Contagem	13	18	31	
	% do total	11,7%	16,2%	27,9%	
3	Contagem	10	8	18	
	% do total	9,0%	7,2%	16,2%	
4	Contagem	0	0	0	
	% do total	0,0%	0,0%	0,0%	
Total	Contagem	56	55	111	
	% do total	50,5%	49,5%	100,0%	
Varizes do esófago					0,046
Não	Contagem	19	29	48	

	% do total	17,1%	26,1%	43,2%	
Sim	Contagem	37	26	63	
	% do total	33,3%	23,4%	56,8%	
Total	Contagem	56	55	111	
	% do total	50,5%	49,5%	100,0%	
Hemorragia gastrointestinal alta não varicosa (HGNA)					0,478
Não	Contagem	33	36	69	
	% do total	29,7%	32,4%	62,2%	
Sim	Contagem	23	19	42	
	% do total	20,7%	17,1%	37,8%	
Total	Contagem	56	55	111	
	% do total	50,5%	49,5%	100,0%	
Icterícia					0,440
Não	Contagem	47	43	90	
	% do total	42,3%	38,7%	81,1%	
Sim	Contagem	9	12	21	
	% do total	8,1%	10,8%	18,9%	
Total	Contagem	56	55	111	
	% do total	50,5%	49,5%	100,0%	
Ascite					0,494
Não	Contagem	26	22	48	
	% do total	23,4%	19,8%	43,2%	
Sim	Contagem	30	33	63	
	% do total	27,0%	29,7%	56,8%	
Total	Contagem	56	55	111	
	% do total	50,5%	49,5%	100,0%	

Fonte: Dados internos do Hospital General del Norte de Guayaquil IESS Los Ceibos. Elaborado por: Autores

Tabela 14. Tabulação cruzada das variáveis, idade e complicações da cirrose hepática

Variável		Idade			Total	Valor de p
		30 - 50	51 - 70	71 - 91		
Encefalopatia hepática						0,333
0	Contagem	3	23	11	37	
	% do total	2,7%	20,7%	9,9%	33,3%	
1	Contagem	2	14	9	25	
	% do total	1,8%	12,6%	8,1%	22,5%	
2	Contagem	0	20	11	31	
	% do total	0,0%	18,0%	9,9%	27,9%	

3	Contagem	0	15	3	18	
	% do total	0,0%	13,5%	2,7%	16,2%	
4	Contagem	0	0	0	0	
	% do total	0,0%	0,0%	0,0%	0,0%	
Total	Contagem	5	72	34	111	
	% do total	4,5%	64,9%	30,6%	100,0%	
Varizes do esófago						0,940
Não	Contagem	2	32	14	48	
	% do total	1,8%	28,8%	12,6%	43,2%	
Sim	Contagem	3	40	20	63	
	% do total	2,7%	36,0%	18,0%	56,8%	
Total	Contagem	5	72	34	111	
	% do total	4,5%	64,9%	30,6%	100,0%	
Hemorragia gastrointestinal alta não varicosa (HGNA)						0,566
Não	Contagem	2	46	21	69	
	% do total	1,8%	41,4%	18,9%	62,2%	
Sim	Contagem	3	26	13	42	
	% do total	2,7%	23,4%	11,7%	37,8%	
Total	Contagem	5	72	34	111	
	% do total	4,5%	64,9%	30,6%	100,0%	
Icterícia						0,752
Não	Contagem	4	57	29	90	
	% do total	3,6%	51,4%	26,1%	81,1%	
Sim	Contagem	1	15	5	21	
	% do total	0,9%	13,5%	4,5%	18,9%	
Total	Contagem	5	72	34	111	
	% do total	4,5%	64,9%	30,6%	100,0%	
Ascite						0,597
Não	Contagem	3	29	16	48	
	% do total	2,7%	26,1%	14,4%	43,2%	
Sim	Contagem	2	43	18	63	
	% do total	1,8%	38,7%	16,2%	56,8%	
Total	Contagem	5	72	34	111	
	% do total	4,5%	64,9%	30,6%	100,0%	

Fonte: Dados internos do Hospital General del Norte de Guayaquil IESS Los Ceibos Preparado por: Autores

ANEXO 2. RESULTADOS DOS GRÁFICOS

Figura 4. Reconhecimento da amostra

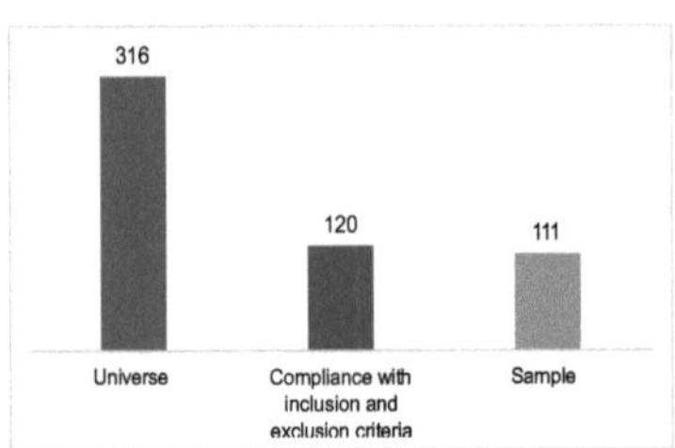

Figura 5. Sexo dos pacientes do estudo

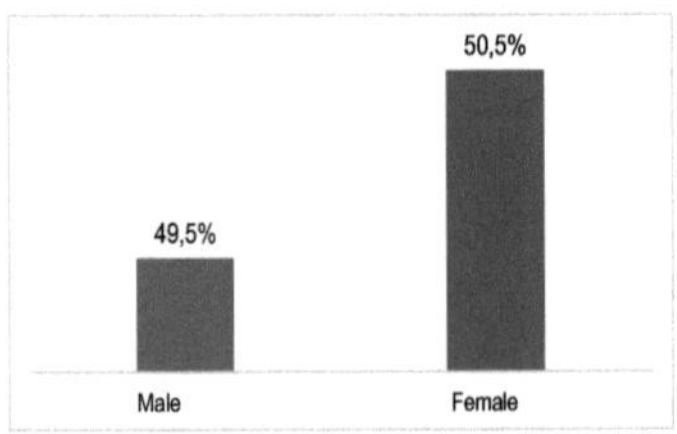

Figura 6. Uso de medicamentos (diuréticos) na população estudada

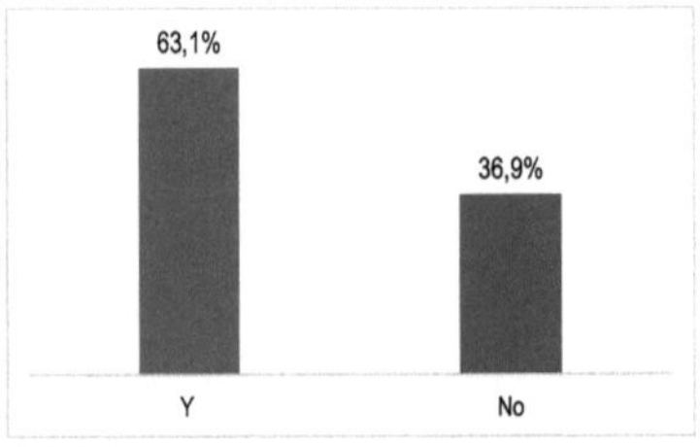

 Internamento hospitalar no âmbito do estudo

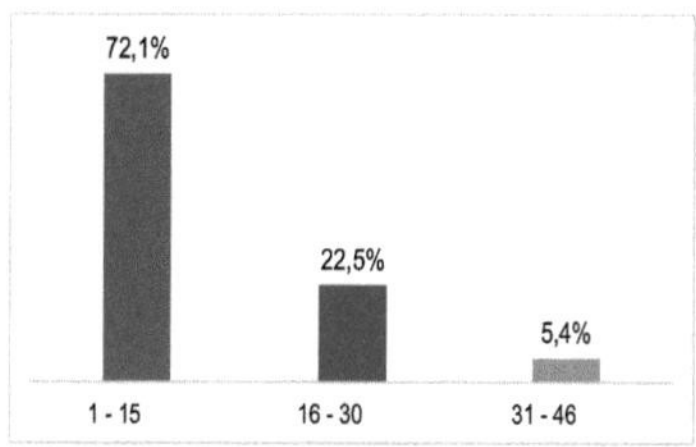

Gráfico 8. Graus de hiponatremia na população estudada

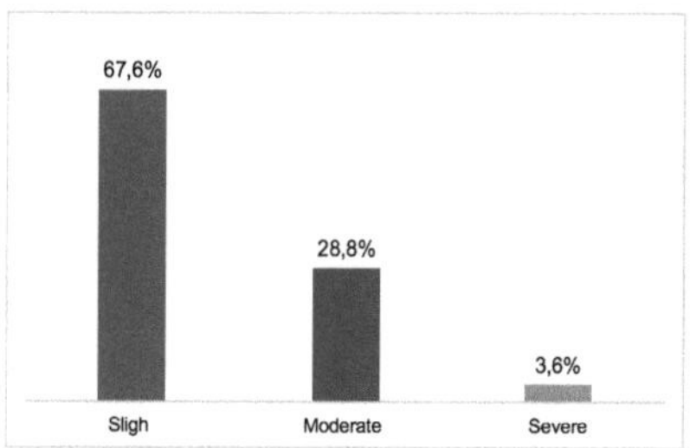

Figura 9. Comorbilidades presentes e graus de hiponatremia

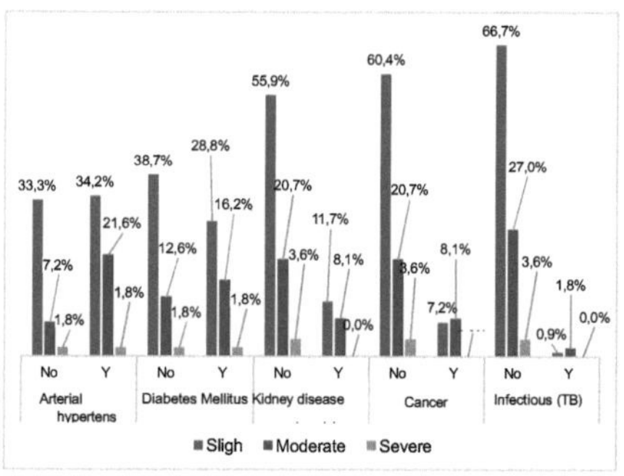

Gráfico 10. Relação entre a gravidade da cirrose e os graus de hiponatremia

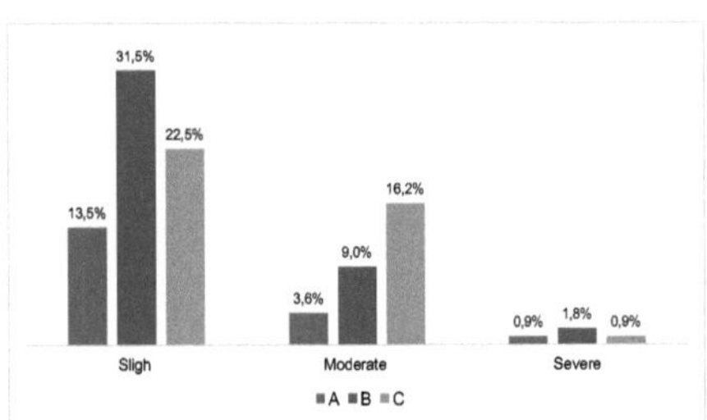

Figura 11. Estádio clínico da cirrose e graus de hiponatremia

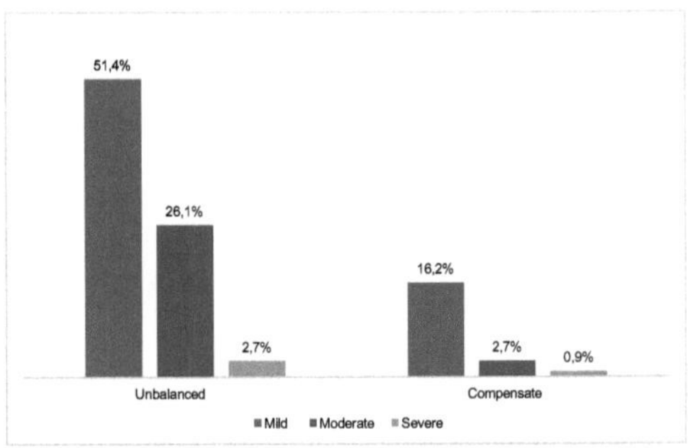

Figura 12. Complicações e graus de hiponatrémia

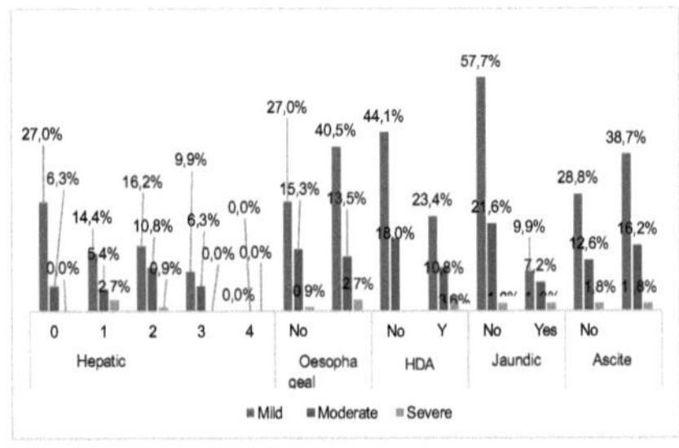

Gráfico 13. Relação entre idade e sexo da população estudada.

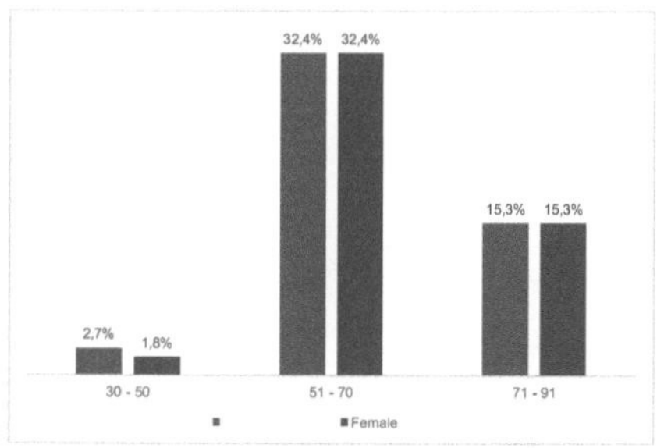

Figura 14. Relação entre idade, sexo e graus de hiponatremia

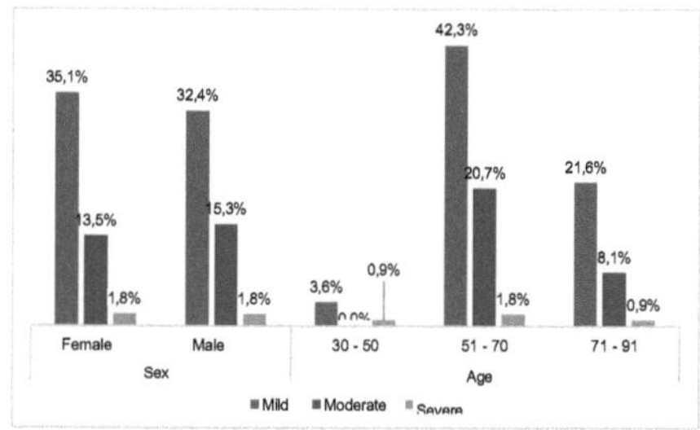

Figura 15. Relação entre idade, sexo e estágio clínico da cirrose

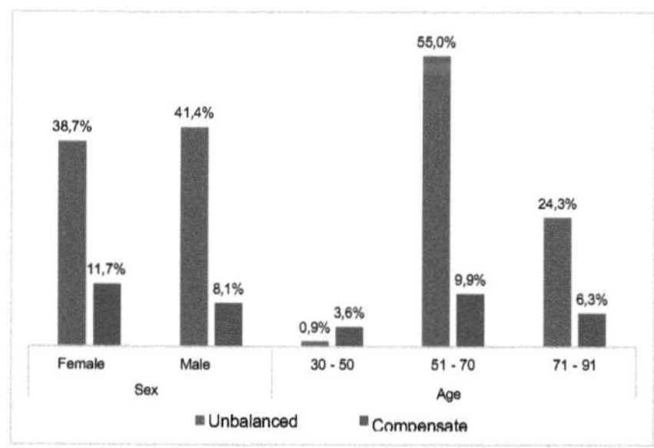

Gráfico 16. Relação entre o sexo e as complicações mais frequentes nos pacientes em estudo.

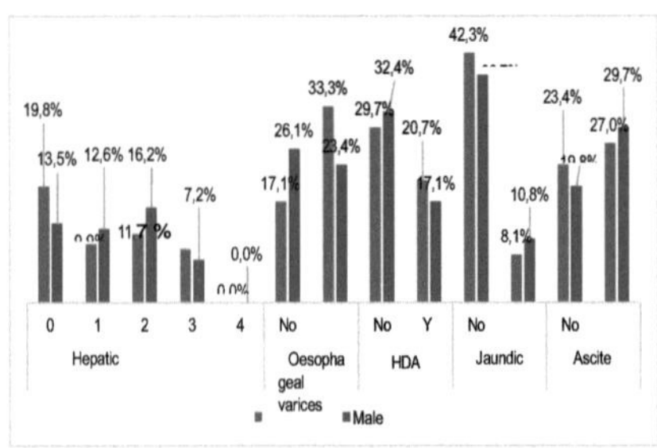

Figura 17. Relação entre idade e complicações da cirrose hepática

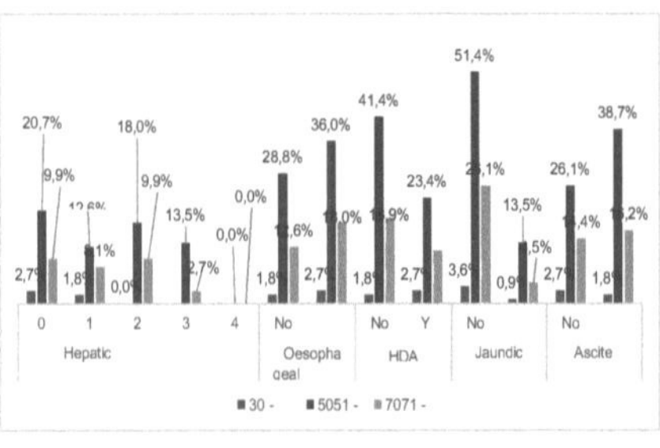

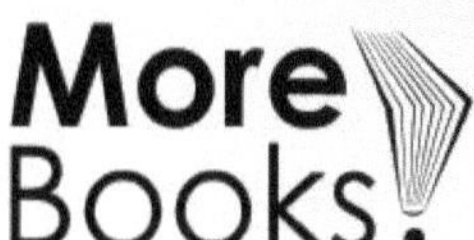

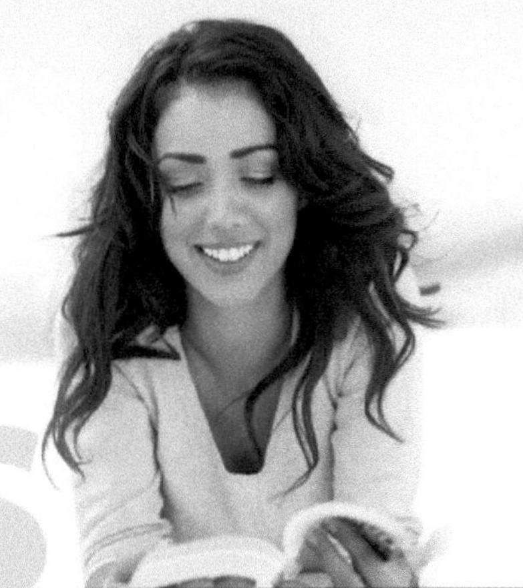

Buy your books fast and straightforward online - at one of world's fastest growing online book stores! Environmentally sound due to Print-on-Demand technologies.

Buy your books online at
www.morebooks.shop

Compre os seus livros mais rápido e diretamente na internet, em uma das livrarias on-line com o maior crescimento no mundo! Produção que protege o meio ambiente através das tecnologias de impressão sob demanda.

Compre os seus livros on-line em
www.morebooks.shop

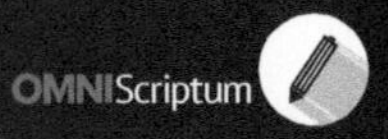

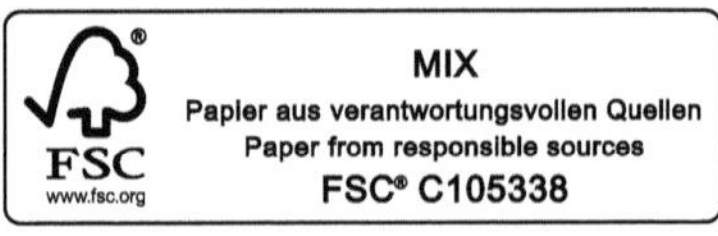

Printed by Books on Demand GmbH, Norderstedt / Germany